Dépôt légal : juillet 2018
ISBN : 978-2-9565073-0-7 9782956507307

La Méthode Nadine Garcia

La Méthode Nadine Garcia

Nadine Garcia et Véronique Fauquet

Remerciements de Nadine Garcia

Au travers de ce livre, je souhaite partager mes connaissances, remercier toutes les personnes qui ont témoigné, et m'ont soutenue, tous ceux et celles qui m'aident encore, m'accompagnent et me font confiance :

Les pratiquants : je souhaite que cette méthode ne vous apporte que des bienfaits.

Les instructeurs, instructrices : sans vous le Postural Ball® ne se développerait pas.

Les formateurs module enfant, sénior et femme enceinte : une bonne équipe.

Mes partenaires officiels : Jude Onguene (pour le matériel Postural Ball®) et Nicola Fly de Move On Mix (pour la création d'albums musicaux Postural Ball®). Belles associations !

Les personnes qui m'ont aidé au tout début, durant la création de l'école de formation : Elsa Claude, Géraldine Delgao et Camille Ribollet (qui ont servi de modèles photos) et Valérie Le Nir (qui m'a beaucoup aidée administrativement). Vous êtes de belles personnes.
Véronique Fauquet qui a accepté sans hésitation d'écrire ce livre. Tu as un très grand cœur.
Stéphanie GOARIN qui a réalisé l'enquête sur le Postural Ball®.
Toutes les personnes qui m'ont soutenue. Il y en a beaucoup.
Tous mes amis et en particulier Jean Claude Montesinos, qui m'a donné de l'énergie, de la confiance en moi...

Ma famille, mes enfants, Alison et kévin, qui m'encouragent.
Mon époux, Bruno Garcia, qui m'a conseillé, guidé, accompagné, transmis ses connaissances, aimé... Et qui le fait encore !!!
RECEVEZ TOUT MON AMOUR...

Vous êtes tous et toutes des personnes sincères, professionnelles, respectueuses, passionnées, dans le don ...

GRATITUDE !

Introduction

Le Postural Ball® est entré dans ma vie comme une évidence.

Suite à un accident de voiture en 2000, j'ai subi des séquelles aux vertèbres cervicales et dorsales. Etant coach sportif, j'ai cherché des moyens pour soulager mes douleurs et accélérer ma guérison.

Quotidiennement, en posture de méditation, je me suis concentrée sur ma respiration passant au milieu du centre de mon corps (en avant de la colonne vertébrale) du bas vers le haut de ma tête.

Par un expir long et tranquille, j'ai visualisé et dirigé son passage au travers de mon axe central jusqu'à un point de sortie précis, situé sur le corps.

Après plusieurs répétitions, avec une bonne posture, dans un état détendu, je suis arrivée finalement à libérer mes noeuds, mes blocages.

Je venais de découvrir les prémices de ma méthode, qu'il ne restait plus qu'à élaborer et à tester.

J'ai alors décidé de mettre en place des séances « spécial dos » dans mon centre de remise en forme "BIOGYM" (ouvert en 2001 en association avec mon époux). Comme je n'avais que des steps (marche pied), j'ai proposé des cours de 30 mn de postures de gainage en mettant l'accent sur le renforcement des muscles profonds du dos et sur cette fameuse respiration guidée. Les clients appréciaient...

Le ballon est arrivé juste après, grâce à Bruno Garcia qui me l'a fait découvrir au travers de ces nombreuses formations. La première fois que je l'ai utilisé, je me suis "affalée" dessus. C'était réconfortant et en même temps déséquilibrant.

En associant mes connaissances anatomiques, posturales, musculaires, la respiration, la rondeur du ballon, j'ai mis en place une codification en tenant compte des courbures naturelles du corps et de la prévention pour éviter les chutes !!!

Le but étant de ne pas engager les muscles actifs, pour dénouer les tensions et faire corps avec le ballon.

Par une recherche de proprioception sur mon corps, j'ai découverte, que pour avoir une bonne posture naturelle et sans tensions, il suffisait de chercher d'où partent et où vont nos alignements corporels.

En accompagnant le souffle expiratoire pour le faire sortir au delà du corps, par des points précis et dans certaines directions, cela entraînait une libération des tensions et une meilleure circulation du sang, de l'oxygène, de la lymphe et des fluides énergétiques.

L'expiration stimule le système parasympathique.

Le 1er principe : le souffle expiratoire !

Le 2ème principe : les axes directionnels !

Et puis, pour engager le gainage ventral, il fallait trouver comment renforcer le transverse sans contraction musculaire volontaire, c'est à dire sans rentrer ou aspirer le ventre.

Le 3ème principe : "les 4 points" !

J'avais abouti dans mes recherches et préciser mes 3 principes.

La méthode est née à ce moment-là !

Au départ, j'ai nommé cette activité « Pilates ballon » (car pour moi le ballon était associé au Pilates) que je ne connaissais pas car je n'avais pas fait cette formation, à ce moment là.

Un jour, une personne présente pour une séance d'essai est venue me voir juste après un cours et me dit :

"J'ai fait beaucoup de séances de Pilates avec d'autres professeurs, et ce que vous faites n'en est pas... "

Ne voulant pas rester sur cet avis et faire n'importe quoi, j'ai décidé de passer la formation Pilates qui est vraiment une bonne méthode en elle-même, mais très différente de ce que j'avais créé.

J'avais donc bien mis en place une méthode unique, innovante et efficace pour soulager le corps.

Je ne pouvais plus appeler cela Pilates ballon... Et c'est devenu Postural Ball.

Je dépose alors le nom et le logo en 2012.

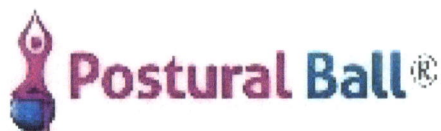

En 2013, et à la demande de coachs sportif, j'ai créé l'école de formation « Nadine Garcia » pour enseigner avec grand plaisir le Postural Ball® et le partager pour le bien de tous.

Nadine Garcia

Préface

La méthode Nadine Garcia efficace dès la
première séance

Au delà de la recherche d'un loisir, le pratiquant
comprend au premier cours, ce que le Postural
Ball® peut lui apporter ou bien ce qu'il lui faut
pour ressentir un bien-être.

Dans ce livre, Nadine Garcia partage son expérience et apporte les preuves de l'efficacité de sa méthode, la reconnaissance que le monde de la santé lui renvoie.

De nombreux instructeurs enseignent en France et en Europe. Les professionnels de la santé, les médias, s'y intéressent. Elle forme des kinésithérapeutes.

Après 12 ans à mettre au point la Méthode Nadine Garcia, après 5 ans à former des instructeurs dans son école, le constat et le bilan sont en effet à faire et à transmettre..

Nadine Garcia, derrière un professionnalisme, de réelles connaissances, compétences et expériences, se dévoile une femme qui a surtout l'envie de donner du mieux aux personnes.

Elle a tout d'abord testé sur elle, avec précision et persévérance, puis en a développé une méthode à part entière, donc une technique unique .

Je voudrais souligner ce caractère humble et une générosité du coeur. Elle a une façon tout à fait formidable de soutenir et d'encourager la personne. Un grand nombre de personnes ne diront pas le contraire dans ses cours ou lors des formations.

J'aimerais aussi exprimer ma plus profonde gratitude de nous avoir initiés. Nous pouvons à notre tour proposer ce bienfait, réellement bénéfique aujourd'hui.

"Je te remercie Nadine, de m'entrainer dans ton aventure tout à fait louable et reconnue."

~~
━ ━

Une découverte étonnante qui n'a de cesse de me convaincre au fur et à mesure que je pratique et suite aux retours de mes adhérents.

En effet, je suis formée à la méthode Nadine Garcia depuis 2015. A raison de plusieurs cours par semaine, je ne peux que constater la pertinence de cette méthode à travers les progrès rapides des pratiquants et les bienfaits qu'ils acquièrent.

C'est un complément idéal à mon cabinet de pratique de PAB (kinésiologie appliquée). En kinésiologie justement, nous savons que le Corps suit l'Esprit. Il me semble que la clé du succès et de l'efficacité de cette méthode est de lier les deux afin d'acquérir un bien-être et un bienfait : la libération du corps et de l'esprit. C'est pour cela qu'elle en devient à mon sens thérapeutique. Au delà de la musculation, cela devient un formidable éliminateur de stress. Le stress responsable de tant de maux. Le pratiquant se vide la tête, peut reprendre confiance en lui , en son corps, se sentir soulagé, se libérer un moment d'un mal.

Comme dans les pratiques chinoises, quel fabuleux moyen de prévenir plutôt que de guérir.

J'ai découvert le Postural Ball® via les réseaux sociaux. J'ai été tout de suite interpellée par le fait qu'il se pratiquait en contact permanent avec un ballon. Ca en faisait une pratique douce et ergonomique. La forme arrondie du ballon souple, épouse la forme de notre corps. Ce qui est parfaitement adapté, si on y réfléchit : notre corps est une succession d'arrondis et de creux de la tête jusqu'aux dessous du pied.

J'ai compris également après avoir pratiqué, que son élasticité, son rebond induisent des déplacements en fluidité, sans effort, pour nous porter, nous bercer voire, ce qui me parait le plus intéressant, "jouer" : instinctif et communicatif, les pratiquants aiment son côté ludique. Je me laisse surprendre encore par les continuelles réactions enjouées des pratiquants assis sur leur ballon, le sourire aux lèvres avec l'envie de rebondir. Cet outil est vraiment approprié.

Le ballon est utilisé aujourd'hui par les sages-femmes, à juste choix, le Postural Ball® peut devenir un véritable accompagnement physique et mental en pré-natalité et post-natalité. Le cerveau gardant en mémoire ces moments et méthodes de relaxation, de respiration. La future maman pourra les utiliser pour le jour J.

Dans le monde contemporain, l'Homme court. L'accélération de l'évolution de nouvelles techniques qui facilitent la vie, ont pour conséquence d'accélérer notre rythme de vie. Le court terme règne, dans le social, le travail, le couple. Tout va trop vite. Impuissant à ralentir, cela nous angoisse et nous stresse. Dans notre société "speed", les personnes ressentent de plus en plus le besoin de s'accorder un temps calme.
Alors pensez à une pause Postural Ball® ! Un temps pour bien s'occuper de soi et de son corps.
Prendre le temps de conscientiser. Prendre le temps de "respirer".

Chaque séance se termine dans une atmosphère de sérénité, zenitude et surtout avec le "SMILE".
"je me sens tellement mieux dans mon corps et ma tête", "cette sensation immédiate de bien-être après chaque cours, est une vraie récompense pour le travail fourni"

Je vous recommande chaleureusement ce livre ainsi que la méthode bien conçue qu'il propose.

Véronique Fauquet

Instructrice Postural Ball® - praticienne bien-être, dans la méthode P.A.B. de la kinésiologie appliquée.
(P.A.B.: Parole Au Bébé)

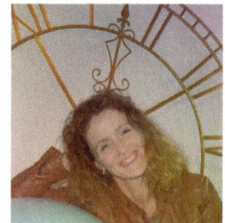

Sommaire

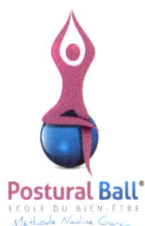

Postural Ball®
ECOLE DU BIEN-ÊTRE
Méthode Nadine Garcia

Chapitre 1   Simple et efficace

Chapitre 2   Chiffre et évolution

Chapitre 3   Les bienfaits

Chapitre 4   Pour un dos solide

Chapitre 5   Pour aller plus "profond"

Contacts

_~~_

Chapitre 1

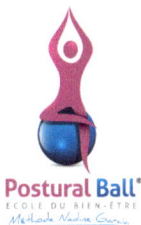

Postural Ball®
ECOLE DU BIEN-ÊTRE
Méthode Nadine Guérin

Simple et efficace

A - Définition

"La méthode Nadine Garcia" est fondée sur 3 principes de base, d'actions spécifiques, en posture naturelle du corps.

Le "Postural Ball®" est un concept "Sport Santé - Bien être" incluant la méthode, couplée à l'utilisation d'un gros ballon, ce qui amplifie son efficacité.

—~~—

C'est une activité physique qui se pratique en chorégraphie, avec fluidité, sur de la musique douce et en contact permanent avec un gros ballon.

Un déroulement de séances fractionnées construit sur l'alternance de postures statiques, d'étirements passifs et de relaxation sans contraction musculaire volontaire, avec une codification et des transitions précises.

Il permet à la fois d'améliorer la posture, de renforcer tous les muscles profonds, de libérer les tensions et de relaxer le corps et le mental.

La séance dure généralement 45 minutes.

Le Postural Ball® est préventif et thérapeutique.

Une nouvelle activité "sport santé bien être" à part entière

B - Nadine Garcia

Nadine Garcia, passionnée de sport est originaire de la région de Toulouse (31) en France.

- Coach sportif et professeur de fitness et de bien être depuis 1994.
- Diplômée d'état de musculation éducative, d'entretien et sportive (BEES H.A.C.U.M.E.S.E.).
- Formée au Pilates, au Tai Chi et à la posturologie du positionnement du dos.
- Créatrice et dirigeante d'un centre de remise en forme "Centre Biogym" à Colomiers (31) de 2001 à 2016.
- Elle a occupé également une fonction de Jury au Creps et à l'université Paul Sabatier de Toulouse (31).
- Créatrice de l'école de formation Nadine Garcia en 2012.
- Elle est formatrice en Postural Ball® depuis 2013.
- Elle forme des kinésithérapeutes en swiss Ball au sein du CHEM (collège des hautes études de médecine) en tant que formatrice experte.

A ce jour, elle continue à animer des séances de Postural Ball® dans sa région et participe à des masters class.

Méthode et école française

Suite à un accident de voiture courant de l'année 2000, qui a entraîné des séquelles aux cervicales et dorsales, Nadine Garcia a travaillé sur les moyens d'accélérer sa guérison et de soulager ses douleurs.

Ce qui l'a amenée petit à petit à mettre au point une méthode précise et une activité de sport santé, le POSTURAL BALL®.

Il en découlera également l'ouverture d'une école de formation en 2013, "l'école Nadine Garcia", formation certifiante à de futurs instructeurs en Postural Ball®.

ECOLE DU BIEN-ÊTRE
Méthode Nadine Garcia

C - Objectifs

L'objectif de la méthode Nadine Garcia est de ramener le corps dans un alignement idéal, créant ainsi une forte stabilité, limitant de ce fait douleurs et blessures permanentes.
Toute la journée, notre corps est mis à rude épreuve.
Des postures et/ou des mouvements inadaptés peuvent entraîner des maux chroniques.

En effet, notre mode de vie actuel favorise aussi, le stress, l'hyperactivité et la sédentarité.
Nos postures corporelles sont souvent mauvaises au quotidien, créant ainsi de nombreuses tensions physiques.

L'objectif de la pratique du Postural Ball® est de remédier à ces désagréments au moyen d'une méthode et d'un gros ballon.
En d'autres termes, il s'agit d'une manière de se faire du bien.

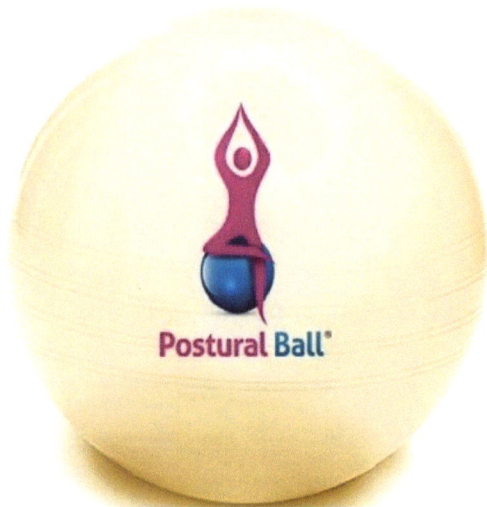

Postural Ball®

Pourquoi Nadine Garcia a-t-elle choisi de travailler avec un ballon de type swiss ball ?

L'intérêt de travailler avec un gros ballon appelé "swiss ball", provoque plus d'instabilité au niveau de l'équilibre et sollicite des micro mouvements qui permettent d'engager tous les muscles profonds, stabilisateurs.

Avec une bonne concentration, le gainage va être réalisé en prenant conscience du travail de proprioception.

La posture en équilibre statique sur ballon sollicite 80% de plus les muscles qu'une posture sans déséquilibre.

De plus sa rondeur, amène à faire corps avec lui et c'est ce qui était le plus adapté pour installer la méthode.

Mais attention, un mauvais placement corporel sur le ballon peut provoquer un désagrément postural, musculaire et/ou articulaire. D'ou l'intérêt d'avoir mis en place une codification précise.

Pourquoi Nadine Garcia a choisi d'organiser sa séance en fractionné ?

Le choix du fractionné a pour but une meilleure récupération corporelle et mental.

Le fait de passer de l'un à l'autre est un excellent moyen de rétablir la connexion entre le corps et l'esprit pour retrouver l'harmonie intérieure.

Pour travailler sur des phases actif et passif. La séance de Postural Ball® est par conséquent, construite en alternance.

Les 2 phases : actif (intensité) et passif (détente) :

1)   Actif - Les postures de gainage sont utilisées avec les 3 principes de la méthode. La concentration est intense, les muscles profonds sont engagés.

2)   Passif - Les étirements passifs et la relaxation sont utilisés sans concentration, on se détend, on ne pense plus à rien.

C'est le système parasympathique qui est stimulé et remet l'organisme au repos, en "économie d'énergie", donc pour s'opposer au stress.

D- Bienfaits

Le Postural Ball® est efficace sur plusieurs plans :
Postural, musculaire, articulaire, circulatoire, respiratoire et psychique.

Au niveau physique :

- Corrige et améliore la posture
- Travaille tous les muscles profonds du corps
- Favorise des muscles fins
- Permet de gainer son ventre (tablier abdominal)
- Renforce la colonne vertébrale et les articulations
- Assouplit les muscles et les ligaments
- Améliore la force et l'explosivité pour une meilleure performance athlétique
- Relâche et dénoue les tensions physique
- Fortifie les muscles stabilisateurs
- Améliore l'équilibre et la coordination.
- Aide à conscientiser chaque partie du corps
- Relaxe le corps
- Conseillé aux femmes enceintes, il est hypopressif (sans pression sur le périnée). La méthode convient en pré et postnatal grâce à une adaptation des postures.

Au niveau psychique :

- Développe la persévérance, l'endurance et la concentration.
- Aide à éliminer les émotions négatives
- Favorise un bien-être mental
- Améliore la qualité du sommeil
- Diminue l'anxiété

Au niveau physiologique :

- Accroît l'oxygénation
- Améliore le flux de la circulation sanguine et lymphatique
- Développe la capacité respiratoire et régule le rythme cardiaque
- Elimine les toxines et bactéries de l'organisme
- Renforce la vitalité en faisant circuler l'énergie dans tout le corps
- Régule le système nerveux
- Favorise la récupération et le drainage

Au niveau du système nerveux du corps :

Le système nerveux autonome est composé entre autres du système nerveux sympathique (appelé aussi système orthosympathique) et du système nerveux parasympathique.

Lorsque vous êtes stressé, c'est le système sympathique qui augmente (accélération du rythme cardiaque, douleurs, système digestif parfois bloqué...). C'est le système lutte ou fuite, il fait référence à tout ce qui concerne l'activité, l'accélération, l'utilisation de nos réserves d'énergie (catabolisme).

A l'inverse, le système parasympathique nous aide à nous calmer. Il abaisse la fréquence cardiaque, la pression artérielle, le rythme respiratoire, et les hormones de stress. Il facilite la digestion, renforce la fonction immunitaire et revitalise, donne de l'énergie. C'est le système de récupération et de repos, tout ce qui favorise la relaxation, la restauration et la réparation (anabolisme).

Le Postural Ball® va permettre de rétablir l'équilibre du système nerveux autonome grâce à l'augmentation du système parasympathique et la diminution du système sympathique.

Le système parasympathique va être sollicité par :
- La relaxation
- La respiration calme
- La proprioception corporelle
- La détente physique et mentale
- Une bonne circulation des fluides
- L'attention à soi

E - Ce n'est pas du Pilates, gym ballon, stretching,...

Une Méthode différente car :

- 3 principes spécifiques
- sans contraction musculaire volontaire (cela se fait naturellement grâce aux 3 principes)
- sans tensions musculaires et articulaires excessives
- ne se limite pas à une posture de gainage en équilibre
- sans mouvements ni postures répétées
- des transitions
- une codification précise
- respecte des courbures naturelles du corps
- dans l'extracorporel
- en conscience de l'espace autour de soi
- on fait corps avec le ballon
- avec un enchaînement fluide
- conçu en fractionné (actif et passif)

Une Marque déposée

La marque Postural Ball® est déposée le 02 octobre 2012 .
Droit d'auteur de la méthode : Nadine Garcia.

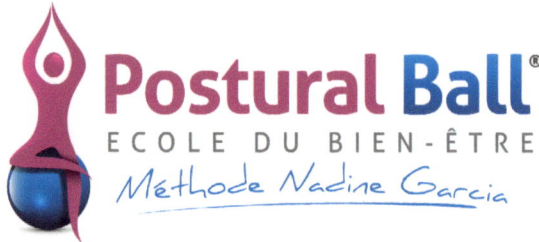

Une Méthode codifiée

- Une respiration "zen" : le souffle expiratoire
- 3 axes directionnels précis : avec des points de sortie sur le corps
- Un gainage ventral naturel : les 4 points
- Le placement des postures : codifié
- Des déplacements fluides : les transitions

Une Méthode spécifique

Le muscle n'est pas contracté intentionnellement.
C'est la résultante du maintien d'une posture avec l'action des trois principes.
On ne cherche pas juste à tenir une posture en équilibre.
L'objectif, est d'allonger le corps en extracorporel et de prendre conscience du renforcement des muscles qui se font naturellement tout en relâchant les tensions physiques.

Un concept précis

Le Postural Ball® se pratique obligatoirement

- en contact permanent avec un gros ballon.
- en musique spécialement conçue pour cette pratique.
- avec une manière précise d'accéder au ballon et de le quitter, ceci afin de permettre un roulement fluide, pour éviter les chutes et prévenir des risques de blessures.
- en adaptation en fonction du niveau sportif et en fonction des différents problèmes corporels présentés par les pratiquants.
- de façon à placer correctement sa posture, en respectant l'alignement et les courbures naturelles corporelles
- de façon à obtenir le relâchement musculaire, tendineux et articulaire.
- de façon à obtenir la libération des tensions physiques et mentales.

F - Pour qui ?

1 - Accessible à TOUS :

Le cours de Postural Ball® s'applique à toute personne voulant préserver ou améliorer sa condition physique et son bien-être :

- en coaching individuel comme en cours collectifs.
- en cours spécifiques : enfants, femmes enceintes, séniors.
- quels que soient l'âge, le sexe, ou la condition physique.
- sportif de haut niveau : donne de la puissance, rééquilibrage musculaire...
- sédentaire : pour un renforcement musculaire en douceur.
- adulte et enfant : améliore la posture.
- avec pathologie : les postures sont adaptables.

_~~_

2 - Recommandé pour TOUS :

S'occuper de son corps par une activité sportive sport santé, peut être réparateur ou une aide. Des examens ont prouvé que, plus la personne prend conscience de son corps, plus la myéline se reforme au niveau de son cerveau. Une substance qui assure la conduction des neurones entre eux.

Le Postural Ball® :

donne la capacité de trouver une condition physique

- maintien de l'activité
- reprendre une activité
- commencer une activité

donne confiance en ses possibilités

- Adaptable à l'handicap,
- Adaptable au surpoids (le ballon est résistant)
- Pour découvrir et apprécier ses capacités physiques
- (Re)Trouver une motivation pour l'activité physique

Le Postural Ball® :

lutte contre la sédentarité et l'inactivité physique

Ce sont aujourd'hui deux nouveaux facteurs de risque pour notre santé.

« Nous sommes programmés génétiquement pour bouger » Pr Carre.

La sédentarité est encore plus nuisible que les excès alimentaires. Une étude à paraître dans l'édition d'août de l'American Journal of Medicine établit que le manque d'activité physique est plus responsable de l'explosion de l'obésité aux Etats-Unis que l'alimentation.

La sédentarité se définit comme un état d'éveil associé à une dépense énergétique très faible. Elle correspond aux temps cumulés assis devant un ordinateur, la télévision, la tablette et autres (jeux vidéos).

L'inactivité physique se définit par une quantité insuffisante d'activité physique quotidienne ou hebdomadaire pour la santé.

Deux mesures sont classiquement retenues pour définir l'activité :

- le temps en minutes d'activité physique modérée par jour (minimum 30 minutes pour l'adulte et 60 minutes pour l'enfant)
- le nombre de pas par jour (10000 pas/jour pour l'adulte, 15000 pas/jour pour l'enfant)

Evolution séculaire de l'activité physique quotidienne des français.

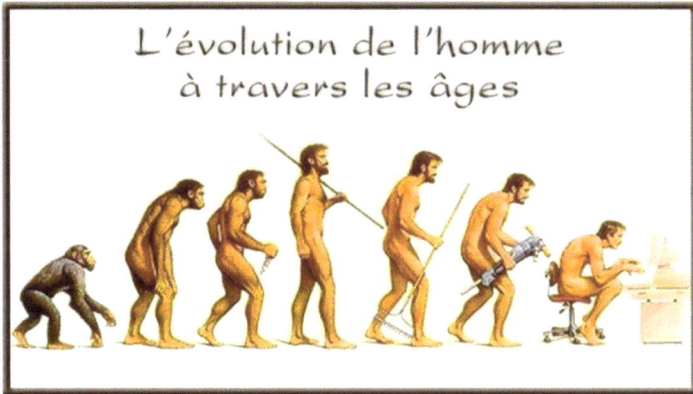

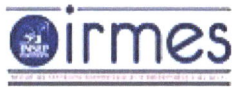

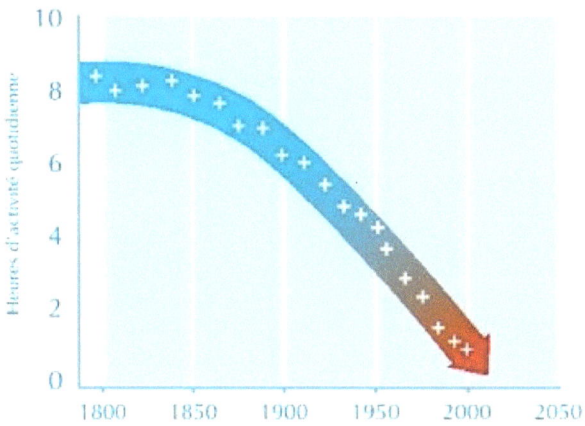

Chapitre 2

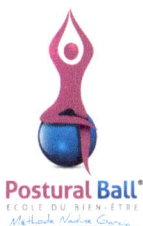

Postural Ball®
ECOLE DU BIEN-ÊTRE
Méthode Nadine G...

Chiffres et évolution

A - Partager

Le but de Nadine Garcia est d'exporter et de partager sa méthode dans le monde, pour aider les personnes dans le besoin corporel et la recherche du bien être.

Elle diffuse par les réseaux sociaux (facebook, Instagram, Twitter et Youtube).

Elle amène son concept dans les plus grands salons : Salon Body Fitness à Paris en France depuis 2015, le Fibo en Allemagne, le salon en Suisse et au Portugal...

La méthode Nadine Garcia, se fait petit à petit une place reconnue dans le monde du sport, de la santé et du bien-être.

~~

B - Devenir instructeur

La formation d'instructeur en Postural Ball®, est diplômante.

Elle insiste sur la compréhension théorique et pratique de l'activité pour le respect du corps.
Elle décortique plus de 60 postures.
Le formé acquiert leur codification, apprend à utiliser le ballon par des transitions fluide.

La formation dure 4 jours.
Son objectif est de permettre d'acquérir une nouvelle méthode sport santé adaptée à tous.
La condition d'entrée est d'être un professionnel du sport, de la danse, de la santé ou du bien-être.

Sur deux weekends de 26h dont un jour de passage d'évaluation pratique et orale afin d'obtenir le diplôme d'instructeur Postural Ball®.
Pour la France, l'école de formation est référencée Datadock.

6 bonnes raisons

pour devenir

instructeur Postural Ball®

1. *Se former à une activité axée sport santé*
2. *Apprendre une nouvelle méthode*
3. *Acquérir de nouveaux clients*
4. *Ouvrir de nouveaux cours collectifs et/ou séances en coaching individuel*
5. *Proposer une activité adaptée à tous publics*
6. *Augmenter ses revenus*

Postural Ball®, son logo et la méthode sont protégés et ne sont autorisés qu'aux personnes ayant suivi la formation Postural Ball®, diplômés et titulaires de la licence de marque. Elle permet d'être référencé, d'utiliser la marque et la méthode Postural Ball® initiale. Les instructeurs ont alors accès à tous les supports marketing.

C - Evolution

Les instructeurs étaient au nombre de 250 personnes début 2018.

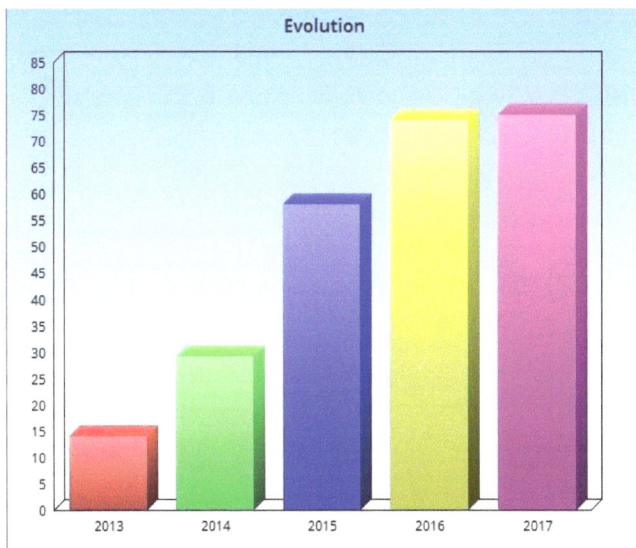

Evolution du nombre d'instructeurs formés

Qui se forme ?

- professionnels du sport (animateur et coach sportif, préparateur physique,...)
- professionnels de la danse
- professionnels de la santé (ostéopathes, kinésithérapeutes, podologues, sage femmes,...)
- professionnels du bien-être (sophrologue, kinésiologue,...)

Nadine Garcia a dispensé la formation dans toute la France et en Europe et des candidats n'hésitent pas à franchir les frontières pour venir se former (comme par exemple les pays du Maghreb et de la Belgique)

Lieux des cours Postural Ball® en 2017.

https://posturalball.fr/cours-postural-ball/

D - Le Postural Ball® pour des publics spécifiques

Le Postural Ball® s'applique à tout âge ou toute condition physique :
- car les postures sont adaptables
- en coaching individuel
- en cours collectifs
- en cours spécifique

Pour un public :

Sédentaire ou sportif

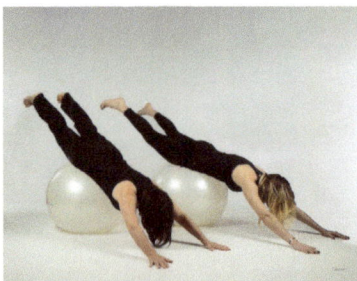

Sénior

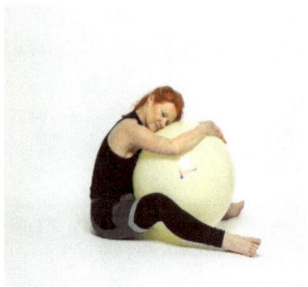

Enfant 6 à 12 ans

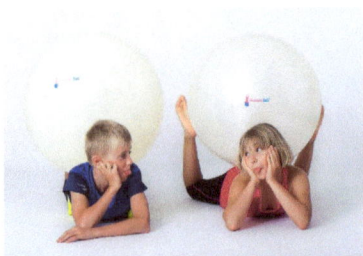

Femme enceinte

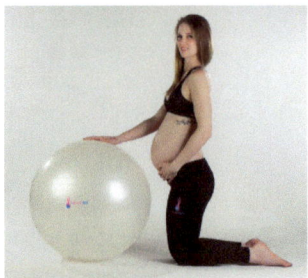

1 - Postural Ball® module enfants 6 à 12 ans :

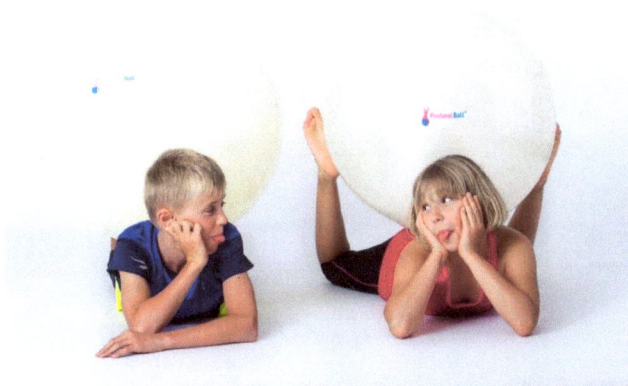

Ce ballon par nature ludique est une bonne approche pour amener l'enfant à prendre soin de son dos, d'autant qu'ils sont en pleine croissance.

Les mauvaises positions et la sédentarité de nos enfants aujourd'hui, sont de réelles inquiétudes, tout comme l'hyperactivité et le manque de concentration.

Cette séance de Postural Ball® est évidemment plus ludique afin de les amener vers un(e)

- relâchement
- meilleure concentration
- détente physique et mentale
- gestion de ses émotions
- conscience de son schéma corporel
- apprentissage des bonnes postures
- coordination et gestion de l'espace
- intégration des réflexes archaïques
- gestion de "l'hyperactivité"

Recommandations OMS d'activité physique
POUR LES JEUNES ÂGÉS DE 5 à 17 ANS

- Accumuler au moins 60 minutes par jour d'activité physique d'intensité modérée à soutenue.
- Le fait de pratiquer une activité physique pendant plus de 60 minutes apporte un bénéfice supplémentaire pour la santé.
- L'activité physique quotidienne qui renforce le système musculaire et l'état osseux, devrait être incorporée au moins trois fois par semaine.

Retour de parents et enfants :

"après sa séance découverte du matin, elle est restée zen toute l'après midi, vivement que le petit frère puisse en profiter également"

"ma fille a eu une année difficile et a trouvé du calme et de la zénitude dans le Postural Ball®, donc c'est moi qui vous remercie"

"j'utilise les principes quand je suis à l'école pour me tenir droite"

"j'ai senti que ça m'a fait du bien au dos"

"j'aime le ballon"

—~~—

2 - *Postural Ball*® *module séniors :*

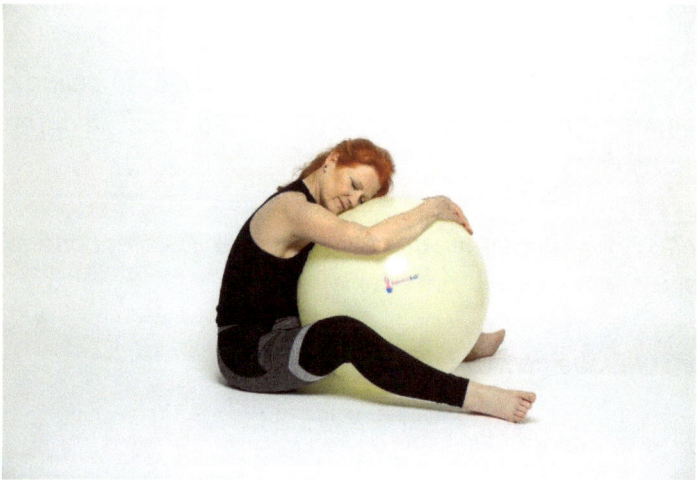

Pour un public sénior actif

- Les postures sont adaptables lors de difficultés ou fragilités corporelles du pratiquant
- Étant facile à intégrer au niveau corporel, elle en devient facile à conscientiser.
- En douceur, les indications sont comprises.
- Sans risque de chute, elle permet de travailler sur leurs besoins réels.
- En statique, l'instructeur peut effectuer les corrections nécessaires sur chaque posture.
- Prévention des chutes par le travail de l'équilibre
- Permet de garder ses capacités physiques

- Permet d'entretenir son capital santé et de garder son potentiel
- au niveau, musculaire, articulaire, respiratoire, circulatoire
- Confiance en soi et détente

Des retours ont été relevés après plusieurs séances. L'effet positif a été souligné sur la régulation du diabète de type 1, la diminution de la tension artérielle et des désagréments de l'ostéoporose et l'arthrose.

Recommandations OMS d'activité physique
POUR LES PERSONNES ÂGÉES DE 65 ANS ET PLUS

- Les personnes âgées dont la mobilité est réduite devraient pratiquer une activité physique visant à améliorer l'équilibre et à prévenir les chutes au moins trois jours par semaine.
- Des exercices de renforcement musculaire faisant intervenir les principaux groupes musculaires devraient être pratiqués au moins deux jours par semaine.

3 - *Postural Ball® module femme enceinte :*

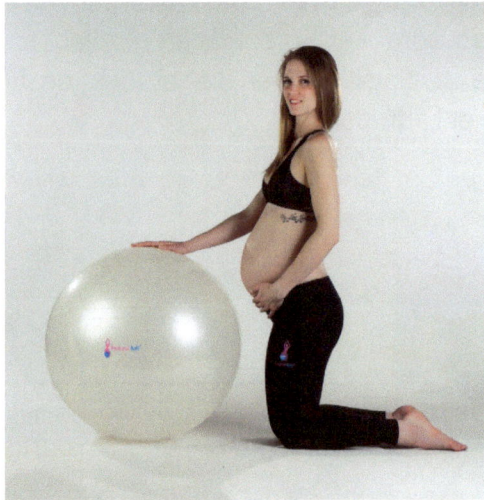

Conseillé aujourd'hui, la femme enceinte peut garder une activité physique appropriée durant toute sa grossesse.

Le Postural Ball® peut être pratiqué sans contre indication de façon générale sauf avis du médecin.

Ce module spécifique permet d'adapter les postures, au mieux, au fur et à mesure de l'évolution de la grossesse.

En Prénatal

Le travail des muscles profonds du bas ventre fait du Postural Ball®, une préparation idéale à l'accouchement. (périnée, transverse)

Le gros ballon déjà reconnu, est utilisé par les sages-femmes pour sa forme, sa souplesse.

Le rebond en position assise permet de pomper le bas du dos, de nourrir en "huile" les dernières lombaires.

Le bassin est plus mobile grâce au ballon. La maman "en devenir" travaille la bascule du bassin, ce qui permet de soulager, d'apprendre à compenser le poids du bébé, à muscler les lombaires, d'éviter les douleurs dorsales.

Grâce aux étirements - relâchements, la femme enceinte ressent et apprivoise son nouveau corps.

L'ensemble aide à sortir du conditionnement mental de la douleur et du stress de la grossesse et de l'accouchement. Elle obtient plus de confiance en son corps et de sérénité.

Lors de l'accouchement

La respiration zen sera intégrée, sera instinctivement ré-utilisée, elle permet à la maman "en devenir" de se détendre pendant le travail.

Cet état est nécessaire, c'est la condition pour la sécrétion d'hormones d'ocytocine, hormones anti-douleurs.

La descente du bébé se fait par le mouvement de contractions de muscles. Ces mêmes muscles qui ont été renforcés lors des séances de Postural Ball®. La descente est par conséquent facilitée.

La femme enceinte acquiert plus de mobilité et de souplesse du bassin, ce qui lui permettra de se mouvoir plus facilement dans les différentes positions préconisées pour chaque phase du travail.

Postnatal

La méthode permet
- de retrouver plus rapidement un gainage corporel
- sa condition physique après la naissance
- de se réapproprier son corps

Sport et grossesse

Pratiquer une activité sportive modérée régulière
pendant la grossesse est bénéfique.
C'est encouragé par une recommandation diffusée dans le cadre du
PNNS
et plus encore dans certains pays tels que les Etats-Unis, le Canada.

Selon le Centre d'Expertise du Sport Santé au Féminin

Aujourd'hui les femmes enceintes :
- Augmentent leur temps de sédentarité.
- Passent plus de 50% de leur temps en sédentarité.

Conséquences :
- Augmentation de la prise de poids.
- Augmentation du LDL cholestérol.
- Augmentation des protéines de l'inflammation (CRP).
- Augmentation des poids de naissance des nouveau-nés.

Selon le Ministère des Sports

- Il faut inciter les femmes ne présentant pas de contre-indication à avoir une activité physique modérée, régulière, incluse dans leur mode de vie : activité en aérobie et exercices de renforcements musculaires.
- L'objectif est de maintenir une bonne forme physique sans objectif de performance ou de compétition.
- Les activités choisies sont celles où le risque de perte d'équilibre ou de traumatisme est moindre.
- Il faut informer les femmes que l'exercice ne fait pas augmenter le risque de complications lors d'une fausse couche, ou le risque néonatal.
- Les exercices du plancher pelvien commencés peu de temps après l'accouchement pourraient réduire le risque de future incontinence urinaire.
- Il faut informer les femmes que l'exercice physique modéré pendant l'allaitement n'affecte ni la quantité, ni la composition du lait, ni la croissance de l'enfant.

Retour de maman :

"La respiration du Postural Ball® est celle qui me relaxait le plus pendant le travail"

"je sens que mon corps musculairement va bien, avant , pendant et après, parfait !"

"Cela fait à peu près un an que je pratique sur une base régulière, maintenant, dont 7 mois en étant enceinte. Les bienfaits sont indéniables : je n'ai pas mal au dos, mes jambes sont solides ma posture est tout à fait correcte malgré le volume grandissant de mon ventre. Je suis également super détendue ! Si vous êtes enceinte et que vous n'avez aucune contre-indication médicale de votre médecin, je vous encourage à suivre ce cours de Postural Ball® ! Entretien du corps et détente garantis !"

"Après mon accouchement, je me suis inscrite dans un cours de Postural Ball® et j'ai retrouvé de la souplesse, du gainage, j'ai repris confiance en moi et en mon corps. Les cours sont supers et la prof aussi, J'adore."

~~
— —

Chapitre 3

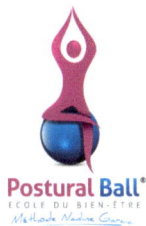

Postural Ball®
ECOLE DU BIEN-ÊTRE
Méthode Nadine Garin

Les bienfaits

A - Côté professionnel de la santé et du bien-être

Des experts s'y intéressent, recommandent, reconnaissent les bienfaits et se forment avec Nadine Garcia.

1- Les médias de la santé, du sport et du bien-être en parlent

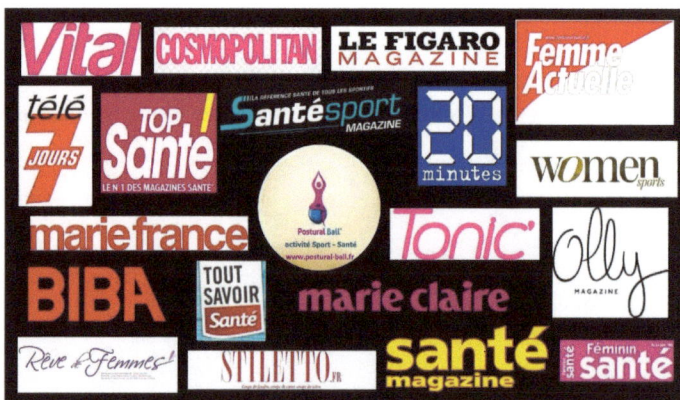

2- Avis des experts qui se sont formés

a - Le swiss ball, un outil précieux

Ecole CHEM (Brest / Paris)

Nadine garcia devient la formatrice experte en swiss ball pour ce collège de hautes études de médecine pour des kinésithérapeutes (le CHEM basé à Brest en France). C'est Pierre-Jean SCHLINDWEIN, référent kinésithérapeute, thérapeute manuel en libéral sur Rennes et éducateur sportif en Pilates et Stretching postural, qui est en charge depuis 2015 de la responsabilité du pôle de kinésithérapie au sein du CHEM. Cherchant en France et en Europe, un travail sérieux et intéressant sur l'utilisation du swiss ball, il repère le travail de Nadine Garcia et lui propose de devenir formatrice experte de kinésithérapeutes.

Formation : Le gros ballon suisse, un outil précieux pour un kinésithérapeute.
https://www.chem-sante.fr/formation/8672/

"Le ballon suisse est un accessoire incontournable au sein des cabinets de kinésithérapie. Que ce soit pour un usage à visée posturale, dynamique ou proprioceptive, le thérapeute doit savoir l'appréhender afin de proposer des exercices d'auto-rééducation efficaces et facilement intégrables par les

patients. Cette formation sera axée sur l'amélioration de la posture tonique, les étirements passifs et la relaxation avec Swiss Ball. L'approche sera originale et rigoureuse dans la maîtrise de cet outil, enrichie de nombreuses séquences de pratiques individuelles et collectives. Il faut savoir le faire, le comprendre et le ressentir pour savoir l'enseigner".

b - Soulager des douleurs : maladies chroniques

L'avis d'un éducateur médico-sportif

Anis NASR - Educateur médico-sportif - Instructeur Postural Ball® (Paris)

"Une activité qui m'a permis enfin de baisser ma glycémie."

"En 2006, j'étais victime d'un accident de la route ce qui m'a causé plusieurs blessures au niveau des membres supérieurs et inférieurs. Quelques mois plus tard, suite au choc de l'accident, on m'annonce que j'ai contracté le diabète de type 1. C'est une maladie qui provoque les troubles du rythme cardiaque en situation d'hypo ou d'hyperglycémie. Et suite à cela, on m'a détecté une cardiopathie. La prise de traitement anti-douleur entre autres, a provoqué des inflammations de l'intestin et bingo, on m'a détecté une autre maladie intestinale. Bilan des courses après mon accident, je me retrouve avec 3 maladies chroniques et des douleurs lombo-sciatiques et osseuses qui me paralysent et me font souffrir. Seul des

70

traitements à base de morphine peuvent me soulager en cas de crise. Psychologiquement, je suis au plus bas et je n'arrive pas à m'en sortir avec toutes ces maladies qui se succèdent. Ayant un passé de grand sportif et m'apercevant que les traitements n'améliorent pas ma santé, je décide de me prendre en main par le biais du sport. Après quelques années de pratiques sportives et plusieurs formations certifiantes dans le domaine du sport, j'arrive malgré tout à avoir une meilleur qualité de vie mais les douleurs sont toujours là, prête à ressurgir au moindre faux pas. Par la suite, j'intègre des réseaux tels que Paris-Diabète, A.F.D. en tant que bénévole et me spécialise dans l'ETP. Et là, je m'aperçois que l' APA (Activité Physique Adaptée) mise en place n'est pas compatible avec toutes les maladies chroniques de chaque participant aux ateliers. C'est là que j'ai fait des recherches basées sur la santé, le bien-être et la relaxation. J'ai trouvé après plusieurs mois, le Postural Ball®. Une activité qui m'a permis enfin de baisser ma glycémie. Le Postural Ball® également m'a permis de calmer les palpitations avec sa respiration zen, m'a permis de me relaxer, m'a aidé à soulager mes douleurs grâce aux exercices de relaxation et d'étirements passifs. Après avoir ressenti ce bien être, j'ai voulu le faire partager et c'est la raison pour laquelle je suis devenu instructeur Postural Ball®.

Des ateliers gratuits vont être mis en place avec l' A.F.D. pour prouver son efficacité et pour démontrer que c'est bien un sport dans la catégorie : SANTÉ, BIEN-ÊTRE.

c - Renforcement des muscles profonds, équilibre corporel

L'avis d'une kinésithérapeute

Caroline ROLLAND LEMERCIER -
Masseur-kinésithérapeute DE - Instructrice Postural Ball®
(22)

"Cette grosse balle a fait son entrée dans mon cabinet et n'est pas prête d'en sortir !"
"Vraiment c'est bluffant !"

« J'ai commencé à travailler avec des patients présentant des scolioses afin de mettre en avant les bénéfices de la technique du point de vue posture, assouplissement et musculation. Mon premier « cobaye » Postural Ball® est une jeune maman de 30 ans présentant une scoliose, prononcée qui a nécessité un port de corset nocturne et diurne lors de sa croissance. Son activité professionnelle l'a contrainte à la position debout prolongée, au port de charges et à la manipulation sur plan de travail. Nous réalisons 2 séances par semaine, dont une spécifique kiné. Elle m'a avoué qu'elle aimerait une séance quotidienne, tant ça lui fait du bien. Aujourd'hui elle ressent moins de difficultés sur le maintien posture debout, une fatigabilité diminuée sur sa journée, plus de souplesse du dos, un renforcement accru des muscles spinaux et érecteurs du rachis, et évidemment une détente physique et mentale. Les véritables testeurs de la

technique Postural Ball® au cabinet, sont pour moi les enfants. J'ai beaucoup de consultations axées sur la motricité, l'orthopédie, la neurologie ou la traumatologie avec les « loulous » âgés de quelques semaines à plus de 15 ans. Un enfant qui a besoin de kiné doit être content de venir le voir, il doit s'amuser sans se rendre compte qu'il travaille. Le ballon est devenu un allié en or ! Les parents présents dans la salle d'attente sont étonnés d'entendre leurs enfants prendre autant de plaisir durant les séances de kiné.

L'efficacité de la technique est visible très rapidement sur sa posture, elle se tient spontanément plus « droite », a gagné en tonus des paravertébraux et en endurance sur les exercices musculaires.

Tout est identique à un cours de postural classique, musique, tapis, lumière peu aveuglante, pièce chauffée. Je réalise la séance avec eux et je corrige. Les patients sont conscients d'avoir un « professionnel de santé » capable de bien les guider dans la rééducation, quelqu'un qui connaît leurs antécédents (médicaux ou non), les douleurs, les raideurs.

Le retour principal des patients c'est un bien-être général, une détente globale de tout le corps. Un travail musculaire de pleins de « petits » muscles dont ils n'avaient plus conscience ! Désormais les patients demandent 1 heure de séance, c'est dire ! Une de mes patientes, va en cours de Pilates mais ne manque pas son rendez-vous Postural Ball® ! Elle me confirme que les 2 techniques n'ont rien à voir et qu'elle ne vient pas chercher la même chose. Pour elle, le Postural Ball® est plus complet, travail des muscles plus en profondeur, étirements plus en rapport avec les muscles travaillés, et moins saccadé *sur la réalisation des mouvements. Tout en douceur, mais en force ! Il y a une prise de conscience des mouvements du corps par les patients, de ce qu'ils sont capables de faire et de ce qu'ils ne pensaient pas être capables de faire. Les patientes atteintes du cancer du sein sont nombreuses.*

C'est devenu pour moi une technique indispensable à mettre en avant dans toutes les rééducations de mes patients. Vraiment c'est bluffant ! peu de mes formations m'ont permis autant d'adaptabilité !"

d - Redresse le dos, amélioration de la posture, détendre les groupes musculaires raides

L'avis d'une ostéopathe

Aurélie SOULIER – Ostéopathe D.O - Instructrice Postural Ball® à Besançon (25)

« La vie, c'est le mouvement »

"Sa pratique permet de gagner en résistance, endurance et souplesse sur le plan physique mais aussi améliore la capacité de relaxation (détente) et concentration au niveau psychique (mental).

Le Postural Ball® développe la coordination et apprend aux pratiquants à mieux connaître leur corps. C'est une activité à

74

but préventif contre le vieillissement précoce, elle procure un bien-être général mais peut également servir de préparation physique aux athlètes ou encore être un excellent complément à la rééducation en post-partum (après l'accouchement).

En effet le Postural Ball® permet un entretien du système ligamentaire qui participe à la stabilité des articulations qui ne subissent aucun choc ni contrainte.Le travail musculaire est réalisé sans répétition de mouvements et a pour action un travail en profondeur. L'alliance du renforcement musculaire et de la souplesse crée les conditions optimales pour une meilleure performance et diminue ainsi le risque de traumatismes.

« La vie, c'est le mouvement » qui devient possible grâce au tonus musculaire, à un processus nerveux qui assure l'équilibre, à une succession de postures ainsi qu'à la coordination de divers mouvements spécifiques.

La pratique sportive (Postural Ball®) permet également l'élévation du taux d'oxygène au niveau des tissus grâce à une augmentation de la synthèse de globules rouges ce qui a pour conséquence d'améliorer la capacité de récupération musculaire.

La respiration pratiquée en Postural Ball®, les étirements et le raffermissement permettent de travailler le diaphragme et d'éviter sa fatigabilité.

L'augmentation du rythme cardiaque facilite la circulation d'oxygène dans le sang et plus la pratique est régulière, plus le coeur devient efficace pour s'entraîner plus dur et plus longtemps, ce qui peut à long terme améliorer la fréquence cardiaque et faire baisser la tension artérielle dans certains cas. L'augmentation du flux sanguin permet d'accroître la vigilance et la concentration au niveau du cerveau.

Sur le plan hormonal la sécrétion d'endorphines apporte un bien-être physique et psychique.

Le Postural Ball® regroupe tous les outils nécessaires à une bonne santé physique et mentale."

e - Les bénéfices de la respiration Postural Ball®

L'avis d'une praticienne bien-être

Véronique Fauquet - Praticienne dans la méthode P.A.B. (Parole au bébé) de la kinésiologie appliquée.- Instructrice Postural Ball® Morlaix (29)

"Un temps pour respirer !"

"La respiration zen de la méthode Nadine Garcia revitalise, elle augmente la détente corporelle pour un échange interne plus profond. Dans la tradition chinoise, l'échange entre l'extérieur et l'intérieur va produire "le souffle vitale"(QI). Il circule dans les méridiens et permet d'activer certains organes pour une meilleure revitalisation du corps.
Lors de la séance de Postural Ball®, la respiration de la méthode permet de visualiser le passage de l'air, les postures permettent de lui ouvrir des points de sortie, favorisant le relâchement du corps, la libération des tensions.

La respiration zen élimine le stress auquel nous sommes exposés chaque jour. La respiration harmonise notre système nerveux. Le système nerveux parasympathique est activé, lors d'une relaxation. Il induit un ralentissement général des fonctions de l'organisme. Le rythme cardiaque et l'activité respiratoire sont ralentis, la tension artérielle diminuée.

La respiration stimule la production d'endorphines qui aident à combattre la dépression.

Les bénéfices de l'expiration longue sont le renforcement de la capacité respiratoire, des muscles abdominaux (muscles expirateurs) et l'assouplissement de la cage thoracique, du diaphragme (muscle inspirateur). L'hématose (réoxygénation du sang au niveau des poumons) et la circulation cardiovasculaire sont améliorées. L'accumulation des toxines est réduite dans les poumons en favorisant le nettoyage des petits sacs d'air (alvéoles).

La circulation lymphatique, est activée également grâce au mouvement des muscles et grâce à la respiration. Les ganglions lymphatiques, sortes de noeuds sur le trajet de la lymphe, servent de filtre et ont un rôle important dans le déclenchement rapide des réactions de défense immunitaires face à l'entrée d'un microbe dans l'organisme.

Dans notre société "speed", les personnes ressentent de plus en plus le besoin de s'accorder un temps calme.

La base de tout est une respiration longue et profonde. Plus vous respirez longuement, profondément, plus votre mental se tranquillise, plus vos émotions sont fluides, plus vous contactez votre nature profonde, plus la vie coule en vous. Pratiquer le Postural Ball® va permettre une double utilité, un travail discret de renforcement musculaire profond, efficace, rapide et également une relaxation (libérant le corps et l'esprit).

Un moment de douceur sur une musique relaxante qui permet de rentrer totalement dans ce cours et d'être emporté loin du stress. Le pratiquant se vide la tête, peut reprendre confiance en lui et en son corps, se sentir soulagé, il se libère un moment d'un mal."

f - Favorise un état de bien-être physique et psychique

Une énergéticienne :

Bien-être

"La science chinoise, a mis en évidence que le corps humain est parcouru par 2 grands courants d'énergie qui circulent le long des méridiens dans l'espace intra, péri, extra-corporel.

Les postures demandées dans cette discipline favorisent sans le savoir, un meilleur ancrage par un contact fort avec le sol. Ce qui permet la circulation et le rééquilibrage des énergies Yin et Yang. C'est une puissante pratique holistique qui favorise la paix intérieure, développe la force, favorise la qualité du sommeil et la vitalité.

Le Postural Ball® donc diminue le stress et nettoie la personne de ses émotions négatives."

Satisfaction et confiance en soi :

"Le fait d'alterner postures et étirements/relaxations permet une bonne récupération musculaire.
Ce temps accentue et conscientise la sensation de réussite et de relâchement. Il permet de laisser le temps d'apprécier le travail musculaire."

Le ballon

"Le Postural Ball® se pratique avec un (gros) ballon, celui-ci apporte un côté ludique, connu, rassurant, arrondi, nostalgique. Ces attributs contribuent ainsi à sécréter les hormones euphorisantes antistress.
Le pratiquant, très vite à l'aise, "dompte le ballon", il prend confiance. Il peut alors aller plus loin, se surprendre, lâcher prise et progresser rapidement mais surtout facilement. En effet, le ballon diminue l'effort, accentue la recherche de l'équilibre et il fluidifie les enchaînements."

g - Libération des tensions

L'avis d'une Sophrologue

Marie Desruelles - sophrologue - Instructrice Postural Ball® (59)

"Un lâcher prise qui s'opère progressivement !"

" j'ai choisi de faire plusieurs groupes dont un mini de 5 personnes maximum afin d'être à l'écoute de mes clientes dans leurs problématiques de santé physique et psychologique. Après seulement 4 séances, les bienfaits sont grandioses ! Une reconnection au corps et à ses sensations. Une prise de conscience de reconnection à soi et ses valeurs. Un travail en douceur sur l'estime de soi, la connaissance de soi, de ses limites. Un lâcher prise qui s'opère progressivement. Une confiance en soi qui s'installe.

Des croyances et des blocages qui se libèrent. Un espace respectueux et bienveillant sans jugement s'opère de façon simple et évidente. Un endroit où se retrouver, se détendre et se vider la tête. Je suis personnellement enchantée de cette pratique car le public qui vient au Postural Ball® ne vient pas forcément faire de la sophrologie et pourtant ces deux pratiques sont similaires sur beaucoup de points ! Le Postural Ball® allie le corps et l'esprit, apporte une belle re-connection au corps tout en douceur dans la bienveillance, et fait travailler les muscles profonds pour une meilleure posture !

Lors d'une séance de sophrologie avec une jeune fille de 15 ans avec un haut potentiel mais des émotions à fleur de peau, et qui me faisait part de ses difficultés de posture avec son cheval en club, j'ai eu l'idée de la placer sur le ballon et de pratiquer les principes du Postural Ball® puis de lui faire une relaxation. Elle a adoré, et est repartie plus confiante avec une reconnection à ses sensations corporelles, une belle prise de conscience du corps, de ses tensions et apaisée.

Le Postural Ball® a tout à gagner à être connu par les professionnels du bien être, j'invite les sophrologues à venir découvrir cette belle pratique qui nous permettra de bien vieillir, en bonne santé et longtemps !

Merci Nadine Garcia !"

h - Pour reprendre une activité physique en douceur

Maryline - Naturopathe - Instructrice Postural Ball® (56)

"En tant que Naturopathe et éducatrice sportive je souhaite témoigner sur le bien fait du Postural Ball® envers mes patients et adhérents. Depuis décembre 2016 je propose des cours. Et je remarque en 6 mois de pratique une nette amélioration pour certains maux où pathologie "lombalgie, fibromyalgie, sciatique, perte d'équilibre, fatigue morale et physique, stress, asthme, diabète........ Pour 4 ou 5 des mes adhérents reprendre une activité physique leur paraissait impossible vu leur état de santé. Il s'avère qu'elles ou qu'ils ont testé le Postural Ball® et ont ressenti un effet immédiat de bien être.

Les postures sont largement améliorées surtout la tenue du dos, moins de douleurs aux épaules et sur le bas du dos, une grande prise de conscience sur la respiration et pour certaines le retour de l'équilibre.
La relaxation a permis à quelques personnes qui souffraient d'insomnie de retrouver le sommeil.

3 - Avis des experts qui pratiquent

Témoignage d'une Pédicure Podologue

"Une patiente m'a fait connaître le Postural Ball® depuis quelques mois. J'ai tout de suite adhéré et apprécié cette pratique sportive douce mais efficace.
En effet, un des atouts majeurs de ce sport est un renforcement musculaire (notamment des muscles profonds) qui entraîne une amélioration de la posture de manière générale. De plus, la pratique de ce sport favorise une prise de conscience de notre corps dans l'espace.
Grâce aux techniques de respiration puis de relâchement après chaque posture, le travail se fait de façon efficace et non traumatisante.
Le Postural Ball® me semble donc indiqué pour tout le monde notamment pour les personnes souffrant du dos. Je conseille dès lors sa pratique à tous !

Florian étudiant STAPS

"J'ai découvert le cours de Postural Ball® de Nadine GARCIA et j'ai pu m'apercevoir très vite qu'il me procurait un meilleur ressenti de mon corps principalement au niveau de ma posture. J'ai pu mesurer les bénéfices de cette méthode durant mes footings lors desquels je me sens plus à l'aise, améliorant ainsi mes capacités physiques. L'apport de cette technique, tant sur le plan de la santé que sur le plan de la performance, m'a

*étonnamment surpris puisqu'en seulement 3 semaines j'ai pu
me rendre compte des progrès que j'avais fait."*

Témoignage d'une ostéopathe, Elise LE ROUX

*J'ai découvert le Postural Ball® depuis quelques années en tant
que pratiquante de l'activité. J'ai donc pu ressentir les effets de
la méthode. L'utilisation des principes du Postural Ball® permet
d'allier relaxation et détente tout en renforçant les muscles
profonds de l'ensemble du corps de manière non traumatique.*

*Cette pratique sportive est accessible à un grand nombre de
personnes, à partir du moment où les postures effectuées lors
de l'activité sont corrigées par une personne formée. Je
conseille cette activité régulièrement à des patients en cabinet,
présentant des lombalgies notamment. Le Postural Ball®
permet de gainer l'ensemble du corps, essentiel pour le
maintien d'une bonne stabilité articulaire et vertébrale, et ceci
sans exercer de contraintes discales.*

*Des femmes enceintes peuvent également suivre cette activité
durant toute la grossesse, leur permettant de préparer
l'accouchement dans de bonnes conditions, à savoir rester
mobile, travailler sur la respiration… Une amie m'accompagne
d'ailleurs au cours et en est au moment de cet écrit à son 9ème
mois de grossesse."*

"J'ai organisé un cours Postural Ball® *enfant qui a permis de
les sensibiliser aux bonnes postures à adopter, mais aussi de
leur faire prendre conscience de certaines parties du corps et
de canaliser leur énergie pendant le cours. J'ai été marquée par*

leur attention et leur concentration pendant la séance, ils se rendent rapidement compte des effets !

La pratique du Postural Ball® s'adresse donc à un large public et permet d'obtenir de nombreux bénéfices dès les premières séances (relâchement, bien être, entretien musculaire, prise de conscience des postures à adopter, travail sur la respiration, atténuation de certains maux corporels)."

B - Côté pratiquants

1 - Quelques témoignages

Le livre d'or du site :
https://posturalball.fr/livre-dor/?pageNum=2

Sculpter le corps

Maryse : *"j'ai perdu une taille de pantalon."*

Valérie : *"la seule pratique qui m'a permis d'avoir un ventre plus ferme."*

Christine : *"Moi qui suis hermétique à toute pratique sportive, j'ai, enfin, trouvé une activité où je m'épanouis… Je me muscle, j'affine ma silhouette… et surtout je passe une heure des plus agréables tous les samedis. Un grand merci à Jude Onguene pour ses cours et sa gentillesse."*

Se sentir bien

Agnès : *"j'attends avec impatience le mardi suivant, j'ai une prothèse de genou et beaucoup d'arthrose, la séance m'apporte un bien fou dans la douceur. Je n'ai pas du tout de douleur dans la séance, je me sens bien physiquement et moralement je me suis vidée la tête".*

Delprat : *"A chaque séance je « détricote » les douleurs qui ont une fâcheuse tendance à envahir mon corps. Environ un an de pratique, je suis satisfait de retrouver une saine mobilité. Je renforce mon corps, mon âme."*

Technique douce

Marguerite : *"J'apprécie beaucoup cette technique, car on ne travaille pas en force, et au fur et à mesure des séances, j'ai plus confiance en moi, pour bouger mon corps. Je sors détendue."*

Guiraut : *"Bonjour Merci pour ce cours vraiment efficace pour le dos (je fais de la course à pied intensément et j'en ressens vraiment les bénéfices sur les maux du dos) et surtout très relaxant, grâce aux postures douces, à la musique, à l'atmosphère créée… Que du bonheur ! MERCI."*

Françoise : *"Génial, cela fait beaucoup de bien dans le corps et dans l'esprit. Super discipline tout en douceur, accompagnée d'une musique qui rend zen. Si je ne peux pas faire de cours dans la semaine, je dois avouer que cela me manque. Merci pour ces cours."*

Anti-stress

Valérie : *"Cela fera bientôt 1 an que je pratique le Postural Ball® et quand je ne peux pas assister à un cours je suis en manque!! on sent que ça travaille mais en même temps on est détendue. On baille même avant que le cours commence. En tout cas c'est un excellent moyen de se réconcilier avec son corps et croyez moi j'ai été fâchée avec lui très très longtemps. Un grand merci Nadine! J'espère faire encore un bon bout de chemin avec toi!."*

Martine : *"C'est super ! après la séance je suis vidée avec une impression de noeuds disparus. J'ai moins de stress qu'en arrivant et ma boule au ventre a disparu. Je sens mes tensions libérées."*

Jade : *"La première fois que j'ai testé le Postural Ball®, je suis ressortie zen. Je sens mon corps et mon esprit plus détendu. Je respire plus facilement du fait d'une meilleure posture. Ma séance de postural est une vraie pause. J'adore."*

Thérapeutique

Véronique : *"je sors de chimiothérapie après un cancer du sein. J'en avais marre des groupes et que tout tourne autour de la maladie, du sein, je ne suis pas qu'un sein ! avec le Postural Ball®, je me réconcilie peu à peu à mon corps, je me réunifie ! au fur et à mesure des séances, je n'ai plus peur, plus l'appréhension, je me fais plus confiance et je commence à être plus à l'écoute de mes besoins. Je me rends compte que j'ai des parties du corps qui sont bien vivantes, je me sens vivante ! Il me faudra encore du temps pour vivre l'ici et maintenant, mais je sais que je vais y parvenir."*

Caroline : *"Je souffre de douleurs articulaires constantes, je prends de nombreux médicaments. Depuis un an que je pratique le Postural Ball®, je constate un bien être momentané et cela m'évite le soir de la séance la prise de médicaments. Merci à Marie-France Demollien pour ses cours que je ne manquerais pour rien."*

Stéphanie : *"Il y a presque 3 ans j'ai été opérée du genou. Suite à une erreur médical je suis atteinte d'une amyotrophie du quadriceps car le nerf crural a été atteint par la simple injection du produit anesthésiant dans ce nerf… D'une perte total de l'usage de ma jambe, je parviens au bout de 2 ans de rééducation à retrouver 60% de la fonction total… Je me retrouve dans l'incapacité d'exercer mon métier de professeur de danse... Au fond de moi je garde l'espoir que tout redevienne comme avant... Je teste des traitements médicamenteux...Tous plus forts les uns que les autres… Mais aucune efficacité sauf celle de "m'anesthésier le cerveau"...*

Puis une personne me parle du Postural Ball®… J'essaie son cours malgré une tonicité musculaire de la jambe droite très faible. Je m'aperçois que le ballon me permet de soutenir cette jambe inerte et le contact entre mon genou douloureux et le ballon est presque agréable... Les cours étant trop loin pour moi, j'arrête, mais j'achète mon ballon et travail seule... Mon travail reste superficiel car je n'ai pas les clés de cette méthode... 1 an et demi plus tard, je suis à 20% de déficits de ma jambe et des connexions nerveuses qui ne fonctionnent plus avec des pertes de sensibilités... définitivement irrécupérables selon les médecins.... Je décide de faire la formation Postural Ball® malgré ce handicap que je garde et là que d'émotions pendant ce week-end de stage…
Au delà de la rencontre de Nadine Garcia et de Jude Trainer qui sont des personnes très humaines, chaleureuses et pédagogues, une chose incroyable (à mes yeux) se produit…
Je ressens des picotements dans les nerfs de ma jambe comme si elle reprenait vie tout doucement.

Des pleurs, de la joie et de l'émotion car l'espoir est là, de penser que tout n'est pas perdu...qu'enfin une méthode saine pour le corps et l'esprit me permet de retrouver une partie des fonctions perdues... Un grand merci à toi Nadine de transmettre ton savoir qui a un grand avenir."

Confiance en soi

Corine : *"j'ai perdu ma fille de 15 ans c'est dur pour moi, j'ai des remontées d'émotions dans les moments de relaxation avec le ballon, c'est difficile, je me demande si je suis prête. Après la 2ème séance, j'arrive à mieux gérer mes émotions, je veux avancer donner du sens à tout ça. Je me suis inscrite pour faire les 10 séances, le ballon me donne confiance et me fait néanmoins du bien. J'avais peur du regard des autres mais en petit groupe la bienveillance est là."*

Béatrice : *"Merci! Merci! Merci! Pour moi qui suis une abîmée de la vie, opérée du dos avec terminaisons nerveuses lésées, le Postural Ball® me redonne foi en l'amélioration de mon corps. Oui ! Cela marche ! Cette activité très douce et respectueuse du corps, de l'esprit est à recommander vivement. Pas de concurrence, pas d'obligation de résultat. Juste une reprise de conscience de Soi, se reconnaître, se réconcilier, se réparer... Un grand soleil ce gros ballon ! Merci Nadine Garcia et Merci Danièle Hagard (instructrice) de votre générosité !"*

Dos soulagé

Yan : "*Que du Bonheur !!! J'ai découvert cette discipline il y a 4 mois environ lors d'une séance découverte. Assez pudique avec mon corps, j'ai quand même décidé de passer outre, car j'ai vraiment senti que j'avais quelque chose à y gagner et surtout j'ai pris du plaisir !!! Depuis je suis accro !!! J'ai un métier assez difficile où il faut porter très régulièrement des charges lourdes, avant les séances de Postural Ball®, je devais porter une ceinture lombaire de maintien. Et depuis … terminé !!! Mon dos s'est solidifié, je me sens plus solide en stature, équilibre car les muscles travaillent naturellement depuis … Bien sûr, il faut bien travailler les postures, mais le tout se fait en douceur et par palier, vraiment à recommander.*
Un Grand Merci Nadine pour cette Discipline et un grand Merci à Vanessa (Fitnessa) qui avec passion et professionnalisme, nous inculque les bonnes postures. Un pur plaisir … Pour finir, Heureux d'avoir pu rencontrer toute l'équipe lors du salon du Fitness à Paris, ce fut un réel plaisir de pouvoir échanger avec vous, vraiment au top !!!!
Bonne continuation à toute l'équipe et encore un grand Merci."

Magalie : "*C'est vrai que c'est très bien, le Postural Ball®. Après 2 grossesses j'ai retrouvé une unité et je me sens de nouveau des pieds à la tête... on se retrouve physiquement, c'est top! Quant à mes problèmes de dos (couplé avec du kiné) lumbagos à répétitions et hernies discales: plus de soucis depuis que j'ai commencé. Un vrai bonheur!.*"

Thérèse : *"C'est une autre façon de faire de la gym, pas traumatique, mais avec tout de même un renforcement musculaire profond et efficace, à la fin du cours on se sent bien surtout au niveau des articulations et du dos.....comme disent les jeunes je kif ! je ne fais qu'un cours par semaine ce n'est pas assez à mon goût."*

Isabelle : *"Je pratique le Postural Ball® depuis 8 mois. Dès les premières séances, j'ai ressenti une réelle amélioration au niveau de ma lombalgie. Consommation médicamenteuse réduite , plus de ceinture lombaire et une meilleure posture quotidienne. Je suis devenue addicte ! Je suis passée à deux séances par semaine. Merci à notre prof. Marie France Demollien pour sa gentillesse et son professionnalisme."*

Christine : *"Je suis à ma deuxième année de Postural Ball®. Je suis passée de 1 à 2 cours par semaine tellement cela me fait du bien. On travaille tout en douceur mais cela travaille quand même, mes courbatures en témoignent très souvent. Ayant une forte scoliose, c'est une pratique très adaptée. J'ai l'impression que toutes mes articulations se déverrouillent et gagnent en souplesse. Souvent je sors du cours avec la même sensation qu'après une séance d'ostéopathie (que je n'ai pas vu depuis 2 ans d'ailleurs!). Et l'esprit travaille aussi , tout ça dans le calme et la bonne humeur. Bref, Merci Nadine !."*

Entrain - Bonne humeur

Catherine : *"Je reviens du cours de Camille Ribollet. C'est vendredi soir et je me sens étonnement en forme et de bonne humeur. Pourtant j'ai encore plein de travail à faire!!!!! Mais voilà, je viens de faire une heure de Postural Ball® avec Camille!!! Rien ne peut me faire plus plaisir et me redonner de l'énergie et l'envie de vivre!!!!! C'est vraiment un cours que je ne veux surtout pas rater. En plus elle est particulièrement gentille, joyeuse et encourageante. Elle prend la peine de passer tous nous voir et nous corriger. Merci beaucoup Camille !!!!."*

Delphine : *"Peu entrain au sport, je me suis vue embarquée par l'énergie, le sourire, le dynamisme et le professionnalisme de Marilyne ... Mon corps te remercie merci au Postural Ball® je me sens tellement bien."*

Cathy : *"Quand on commence on ne peut plus s'arrêter...ça fait tellement de bien au corps et à l'esprit...Merci Nadine."*

Virginie : *"Super cours !!!! Super prof !!!!! Que dire de plus : génial !!!!!."*

2 - Enquête

Enquête sur les bienfaits qu'apporte la méthode Nadine Garcia.
Etude réalisée par Stéphanie GOARIN.

Enquête complète :
https://posturalball.fr/wp-content/uploads/2018/03/Enqu%C3%A
Ate-sur-le-Postural-Ball%C2%AE-Mars-2018.pdf

Cette enquête a été réalisée fin 2017 sur une période de 2 mois.
Proposée sur les réseaux sociaux, chaque personne était libre d'ouvrir le site du questionnaire et d'y répondre. Ce fut 536 personnes qui ont donc répondu spontanément, démontrant un réel enthousiasme envers cette méthode.
A travers ce questionnaire, tous les fondamentaux et les notions transmises dans le postural Ball® ont été abordés.

536 hommes et femmes, ont pris le temps de répondre, âgés entre 18 et 70 ans, pratiquant cette activité depuis moins d'un mois à plus de 2 ans.
513 femmes, représentant 96 %, ont répondu.
Les hommes pratiquent pourtant également le Postural Ball®.

Cette enquête a permis de constater que plus de la majorité des pratiquants (81% soit 430 personnes) s'initie au postural Ball® dans une démarche personnelle.

222 personnes soit 42% ont découvert le postural Ball® par le bouche à oreille.

Comment avez vous découvert la méthode ?

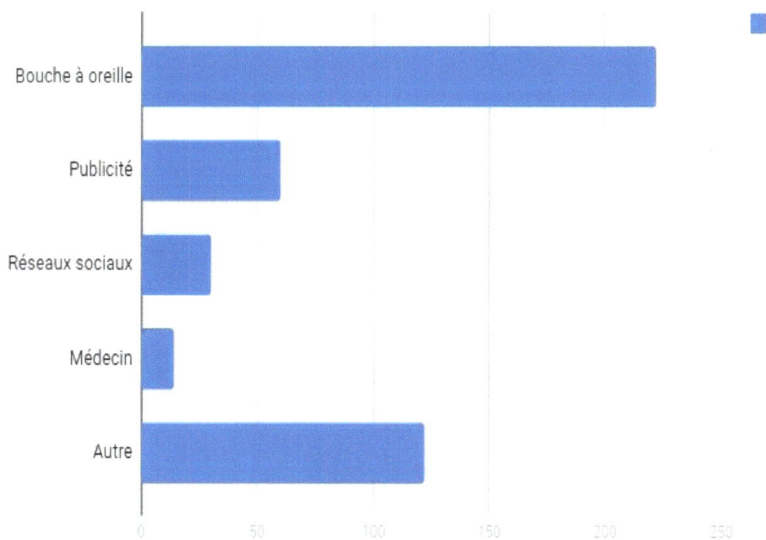

Dans quelle tranche d'âge vous situez-vous ?

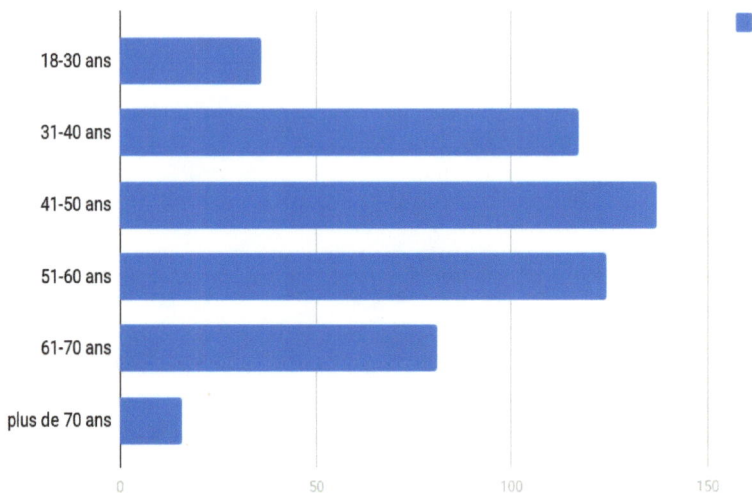

Pourquoi avez-vous choisi cette pratique ?

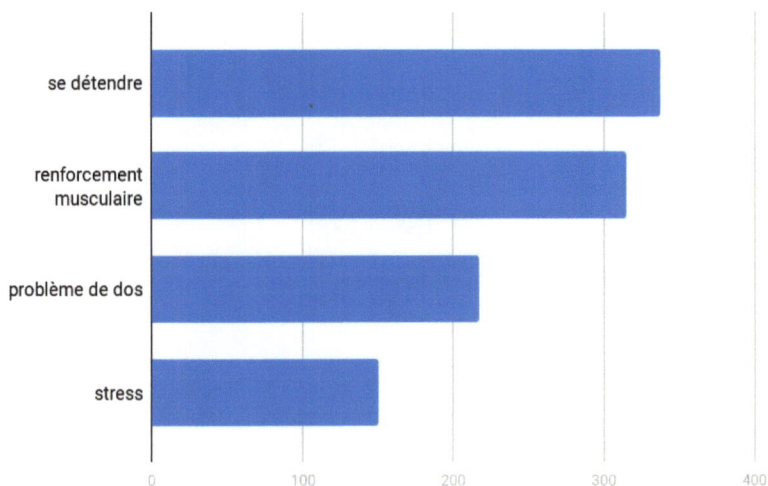

92% a contribué au renforcement de leur musculature profonde.

82% a contribué à leur assouplissement.

88% a contribué à corriger et améliorer la posture de l'ensemble de leur corps.

84% a été bénéfique sur l'allongement de leur colonne vertébrale.

89% a favorisé leur bien être mental grâce à la technique de respiration.

95% a favorisé une prise de conscience de leur corps.

92% ont pu constater une amélioration de leur équilibre et de leur coordination.

98% accorde de l'importance à la pratique du postural Ball®.

95% constatent que cette méthode a un impact sur leur vie au quotidien.

99% recommandent la pratique de ce sport santé.

93% considèrent que cette activité sport santé est préventive des blessures causées par la mauvaise posture.

Conclusion

Pour plus de 90 % des pratiquants,
le Postural Ball® a un impact positif sur leur vie.

Chapitre 4

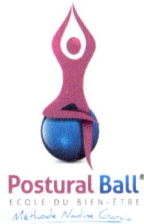

Postural Ball®
ÉCOLE DU BIEN-ÊTRE
Méthode Nadine Garcia

Pour un dos solide

_~~_

Nadine GARCIA vous offre 8 postures tirées d'une séance de Postural Ball® pour un travail en profondeur au niveau du dos.

Ce chapitre est loin d'être représentatif d'une séance complète de Postural Ball®. Ce livre, bien que détaillé, ne permet pas la compréhension profonde des exercices et l'utilisation de la méthode sans une formation.

Nous vous conseillons donc de prendre des cours avec un instructeur formé et licencié Postural Ball® afin d'avoir les corrections en direct, les adaptations appropriées à vos capacités physiques.
Et pour avoir de bons résultats, pratiquez au moins 2 à 3 fois/semaine.

~~_

Quelques consignes avant de commencer :

● Nous vous conseillons de vous mettre pieds nus et une tenue vestimentaire prêt du corps. (leggings ou pantalon de survêtement et un tee shirt ou débardeur)

● Régler la taille du ballon, il doit être bien gonflé et adapté à votre personne.

Régler le gonflage du ballon

Placez vous assis sur le ballon, les pieds écartés, largeur du bassin.
Rouler vers l'arrière et ramener les mollets contre celui ci.
Les genoux doivent être à l'équerre des hanches (angle droit). L'idéal est très légèrement plus bas que l'axe des hanches.
Si ce n'est pas le cas, augmenter ou réduire le gonflage.

● Vous pouvez acheter le ballon et être conseillé sur la taille idéale pour vous, par notre fournisseur (voir partenaire page 108)

● Pour accompagner votre séance, n'hésitez pas à mettre un album musical Postural Ball® (voir partenaire page 108)

● Déplacez vous lentement.

> **Pendant la posture, prendre conscience de la combinaison unique des 3 principes de la méthode Nadine Garcia :**
>
> 1. **La respiration** : un expir prolongé, un filet d'air.
> 2. **Les axes** : allongement du corps en extracorporel, par opposition des points de sorties.
> 3. **Les 4 points** : rapprocher intérieurement le dernières côtes et les os du bassin.

• Ayez confiance, vous vous sentirez à l'aise avec ce ballon très rapidement. (généralement, au bout de 3 séances)

• Maintenez la posture entre 20 secondes et 1 minute, suivant vos capacités. Vous vous améliorerez très vite.

• Utilisez ce ballon à d'autres usages, il fera partie des meubles.
Il peut remplacer vos chaises de la maison, être utile au bureau ou amuser vos enfants. Le ballon évite le tassement des lombaires de la position assise et permet un pompage qui fabrique l'huile utile aux vertèbres.

• Pour plus de résultats, faites des séances 2 fois par semaine régulièrement.

• Consulter un médecin avant d'entreprendre une activité physique, les producteurs et auteurs ne peuvent être tenus responsables de toute utilisation inadéquate des postures proposées et de toute blessure pouvant en résulter.

• Pensez toujours à vous hydrater.

• Même en technique, ne négligez pas les moments d'étirement passif, relaxation, relâchement sur le ballon..

_~~_

Prêts ?

Chaque posture doit s'enchaîner avec fluidité et en douceur avec la suivante. Suivez les consignes !

Posture 1

Renforcement musculaire (durée entre 20 sec et 1 mn)

Se placer en position à genoux, face au ballon.

Amener le poids du corps (bassin/buste) en appui sur le ballon en posant les avant-bras dessus.
Ouvrir les bras en croix, paumes des mains légèrement vers l'avant (garder les coudes déverrouillés et les omoplates abaissées).
Chercher l'allongement diagonal du buste et horizontal des bras

Se concentrer sur les 3 principes :

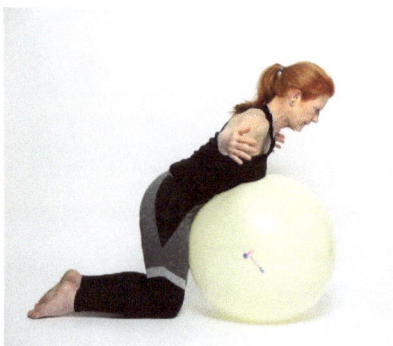

1. Opposer genoux - tête, au-delà du corps. Eloigner les 2 mains. (comme si des fils sortaient)

2. Mettre les 4 points en place (lien côtes et bassin cherchant à se rapprocher)

3. Souffler longuement..

Cette posture permet de renforcer tous les muscles du dos depuis les cervicales jusqu'aux lombaires.

Etirement et relâchement (durée 20 sec)

Relâcher le corps sur le ballon.

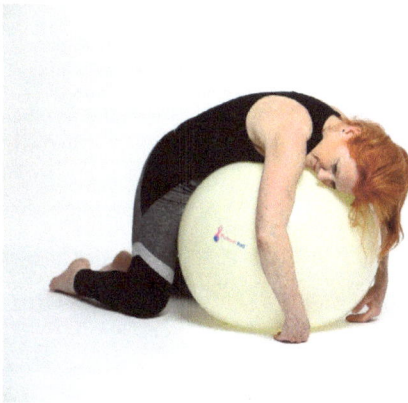

Cette posture permet d'étirer le dos, les lombaires et relaxer le corps.

Posture 3

Renforcement musculaire (durée entre 20 sec et 1 mn)

En position à genoux, face au ballon.

Poser les avant-bras sur le ballon et amener le poids du corps (bassin/buste) dessus. Rouler le ballon vers l'avant en allongeant les jambes et placer le bassin contre. Les plantes de pied sont bien en appui au sol. (écart de hanches)
Placer les deux bras derrière, dans l'alignement du corps, paumes de main de profil intérieur.
Chercher l'alignement diagonal de tout le corps.

Se concentrer sur les 3 principes :

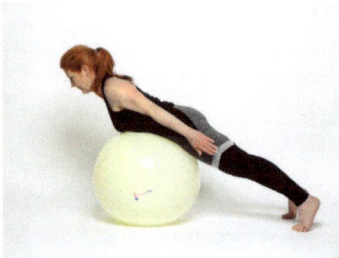

1. Opposer pieds - tête, au-delà du corps (comme si des fils sortaient) ainsi que l'opposition épaules et mains..

2. Mettre les 4 points en place (lien côtes et bassin cherchant à se rapprocher)

3. Souffler longuement..

Cette posture permet de renforcer tous les muscles dorsaux, les spinaux, les lombaires et les muscles fessiers.

Etirement et relâchement (durée 20 sec)

Rouler le ballon un peu vers l'avant en posant les mains au sol. Allonger les bras devant soi (écart des épaules) et poitrine un peu à l'extérieur. Et relâcher les jambes et le dos.

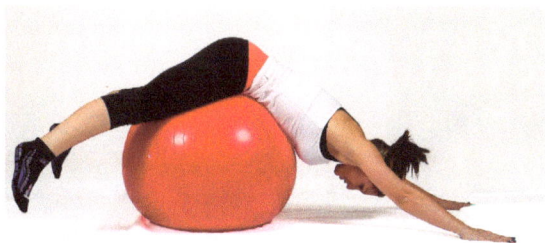

Cette posture permet d'étirer le dos, les lombaires, les fessiers, les ischios et relaxer le corps.

Posture 5

Renforcement musculaire (durée entre 20 sec et 1 mn)

Assis, jambes fléchies en position grenouille (genoux ouverts et plante de pieds face à face), le ballon posé sur les cuisses.

Faire rouler le ballon au-dessus du sommet de la tête et placer les paumes de mains de chaque côté. Les omoplates sont basses, les coudes légèrement vers l'avant. Allonger progressivement les jambes en gardant le dos droit. Chercher l'alignement vertical du buste et horizontal des jambes.

Se concentrer sur les 3 principes :

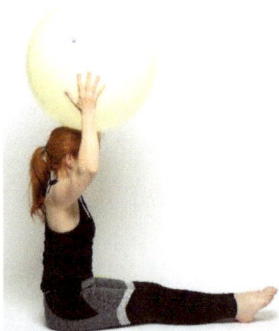

1. Opposer coccyx - tête, au-delà du corps. Si jambes allongées, opposer pieds - sacrum. (comme si des fils sortaient)

2. Mettre les 4 points en place (lien côtes et bassin cherchant à se rapprocher)

3. Souffler longuement.

Cette posture permet de renforcer tous les muscles du dos (para vertébraux), les abdominaux et l'étirement des ischios.

108

Etirement et relâchement (durée 20 sec)

Placer le ballon au milieu des jambes un peu fléchies, genoux ouvert et relâcher le corps

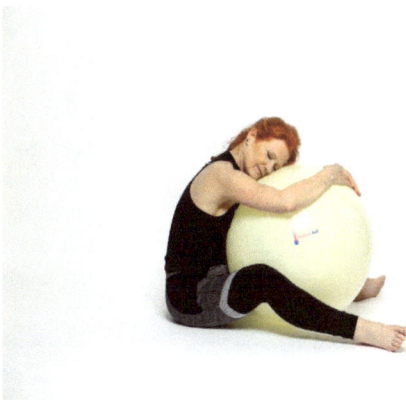

Cette posture permet d'étirer le dos, les lombaires, les adducteurs et relaxer le corps.

Posture 7

Renforcement musculaire (durée entre 20 sec et 1 mn)

**Allongé sur le dos au sol,
les deux jambes fléchies, posées sur le ballon**

Ouvrir les bras en croix plus bas que l'axe des épaules, paumes des mains tournées vers le plafond. Presser le ballon avec les mollets pour relever le bassin, et allonger les jambes. Le menton dégagé légèrement vers l'arrière. Tenir la posture en relâchant le sternum, omoplates.
Garder les hanches parallèles.
Chercher l'alignement diagonal du buste et horizontal des bras.

Se concentrer sur les 3 principes :

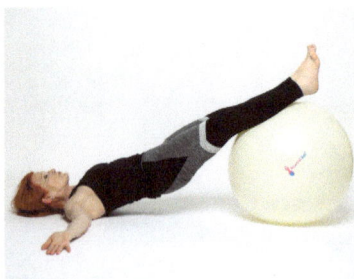

*1.	Opposer l'axe diagonal sommet de la tête - pieds , ainsi que les mains de chaque côté, au-delà du corps (comme si des fils sortaient).*

*2.	Mettre les 4 points en place (lien côtes et bassin cherchant à se rapprocher)*

*3.	Souffler longuement.*

Cette posture permet de renforcer le dos, les lombaires, les muscles fessiers et les quadriceps.

Relaxation (durée 20 sec)

Reposer le bassin au sol en déroulant la colonne vertébrale et faire des petits bercements du ballon, de droite à gauche en relâchant tout le corps. Ressentir l'auto-massage au sol au niveau des lombaires.

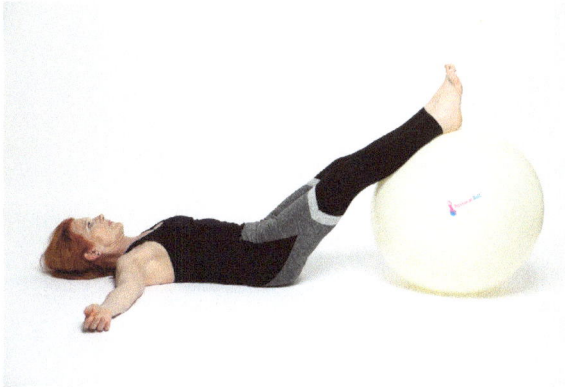

Cette posture permet de relaxer et masser le bas du dos.

Chapitre 5

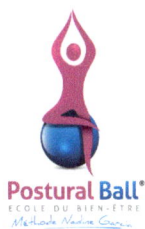

Pour aller plus "profond" !

A - Pourquoi renforcer le transverse ?

L'avantage dans le Postural Ball® est que le muscle transverse est le principal muscle en action et par conséquent principalement renforcé..

Le muscle transverse est un muscle profond situé sous le muscle grand droit. C'est la gaine profonde de l'abdomen, il part du dos s'accroche sur les vertèbres et tapisse toute la hauteur du ventre en s'insérant sur les vertèbres lombaires, les os des côtes et du bassin (crête iliaque). En se contractant, il a une action de maintien viscéral et resserre le contour de la taille.
En le renforçant régulièrement, il permettra d'avoir un ventre plat et gainé !

Le renforcer pour éviter de :

-       Pousser les organes suspendus vers le bas, avec risque de descente d'organes, incontinence, relâchement périnéal.

-       Augmenter le risque de hernies abdominales et inguinales.

-       Comprimer les disques intervertébraux avec risque de hernie discale, lumbago, sciatique, etc…

INTRODUCTION

Le système postural désigne l'ensemble de la musculature qui maintient notre tonus de base, celui qui nous permet de tenir debout malgré la pesanteur. Ce sont des muscles posturaux qui, même au repos, sont en légère contraction. ...
On parle alors de muscles profonds, ou toniques, ou encore statiques. Sans eux, notre corps ne tiendrait pas droit.

Les muscles posturaux sont au nombre de 29, voici quelques uns des plus connus/importants:

Les muscles

- de l'abdomen
- du plancher pelvien
- des côtés
- du tronc
- du dos
- des fesses
- des hanches
- du bassin

RENFORCEMENT DES MUSCLES POSTURAUX

- Il se fait en travail isométrique, avec un placement de grande qualité et un temps donné qui peut augmenter au fur et à mesure.
- Il se fait aussi par un travail dynamique toujours avec un bon placement.
- Faire attention au psoas qui a une action lordosante.
- Le travail postural se fait dès le plus jeune âge, il est primordial dans la construction physique.

_~~_

B - La fabrique à petits muscles

"Se tenir debout pas simple, un petit effort, et hop !!!"

Auteur : Patrick DELPRAT

DEDICACE :

Je dédicace cette histoire à Nadine GARCIA, qui nous insuffle avec harmonie, la science exacte du mouvement postural. Les séances de Postural Ball® me font découvrir le bien fondé de cette discipline.
Sa créatrice Nadine GARCIA, nous apporte les clés à chaque séance pour acquérir un bon équilibre entre physique et mental. Cette réflexion me conduit à faire connaissance avec la petite colonie de nos muscles profonds… d'où cette histoire….

Allez, c'est parti pour un grand courant d'air frais à travers la masse musculaire, dépoussiérons un peu l'ensemble.
Coucou !
Je suis le petit muscle, là, caché au fond de ton corps (je m'appelle muscle profond). Tu ne me connais pas, tu ne me vois pas. Tu sais, je suis important, je te soutiens, je te porte (je suis lent, mais très endurant).

En fonction des différents petits nids où je m'abrite, on me nomme, le splénius, le longissimus, le psoas, le sus épineux, le long dorsal, le transverse...

Oui, mais nous les abdominaux, et nous les pectoraux, et nous les biceps....., nous sommes plus forts, sans nous rien n'est possible, nous sommes les premiers, nous faisons tout le travail.

Lors de la réunion des colocataires de mon corps, ces grands muscles visibles et terribles, ont décidé que c'était eux qui avaient le plus de force pour tenir la posture.

A ce moment précis mes petits muscles travailleurs de l'ombre, déçus par le manque d'amabilité de ces abdos, et autres biceps fanfarons..............se sont révoltés.

Ils ont décidé de cesser leur travail, et de dire on ne va plus aider nos comparses.

Au bout de quelques temps des douleurs se sont installées dans les beaux muscles de la parade. Ils se sont sentis alors abandonnés, seuls et inutiles. Après réflexion, ils ont compris qu'il valait mieux discuter, pactiser, avec ses muscles profonds, ces inconnus si près du squelette. Et voilà nos abdos de partir en quête de pourparlers.

Eh! toc toc! Y a quelqu'un au fond de ces niches à petits muscles!!!.

Arrêtez de vous cacher. Sortez de l'ombre nous allons bavarder un peu.

Dites nous ce qui ne vous convient pas dans notre façon d'être et d'agir, nous devons trouver une solution, vous ne pouvez pas nous laisser tomber.

Nous, les muscles palpables et premiers à être vus, nous devons donner la meilleure image de nous même. En conciliateurs les tendons prennent la parole. Mettons nous tous d'accord cessons de nous chamailler ne repoussons plus ces petits muscles profonds, offrons leur la place qu'ils méritent, car sans eux nous serions réduits en chiffe molle. Dans un concert d'élasticité musculaire, chaque instrument de la mobilité retrouve sa vraie place, pour nous faire découvrir de nouvelles sensations au plus profond de notre corps.

Depuis lors, on voit se rapprocher de plus en plus les os des côtes vers les os du bassin.

Hou ! Hou !
C'est moi le transverse, si tu maintiens ton alignement corporel je t'aiderai à stabiliser le tronc.

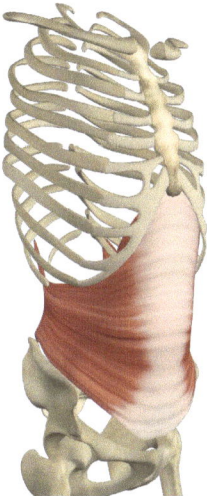

Et bien moi, le transverse, je t'invite à venir me rencontrer lors d'une séance de Postural Ball®, de cette manière tu découvriras ma maison et l'endroit douillet où je vis, je te guiderai jusqu'à ma demeure.

Tous ces petits muscles me disent : Etire ton corps dans tout l'espace, et petit à petit le sourire me revient, c'est la fête, le feu d'artifice !!

Les douleurs s'envolent, une nouvelle douceur parfois oubliée, envahit mon être.

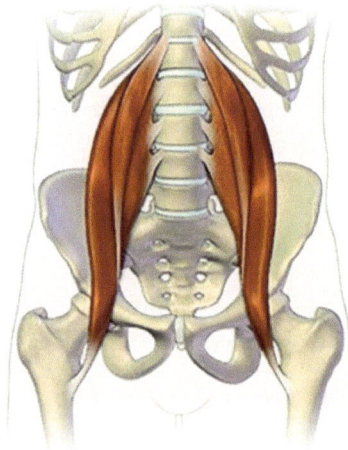

Ah, au fait, je me présente, le psoas c'est moi (aujourd'hui je suis le porte parole de toute la tribu des muscles invisibles), comme la voile qui fait avancer un bateau je propulse votre corps autour de la planète. Merci pour vos efforts qui me permettent de rester votre force vive. Vous pouvez nous applaudir, par hasard à ce moment là, c'est peut-être un peu de ces petits muscles qui s'actionnent, qui sait ???

C - OSCAR LA ROUILLURE

Auteur : Patrick DELPRAT

Ce n'est pas une doublure ! c'est du costaud !

(osseux court!)

Recto, verso, c'est moi le plus beau !.

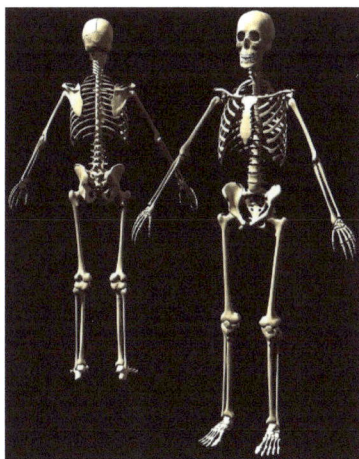

Je suis blindé de rouille, j'ai la trouille, pas d'embrouille.

Oh la la la ! Nous les muscles profonds nous avons causé au squelette, ce tas d'os rigide, cette charpente pas très facile à manoeuvrer, à convaincre.

Alors là, il y a du lourd (un os ça pèse quoi ? je ne sais pas, ça pèse) des rotules, des articulations, des phalanges, mais le pire nous ne parlons pas le même langage. Il s'agit d'une autre tribu, avec ses rites et ses raideurs, à côté de nous qui alignons la souplesse, et la grâce, dans nos mouvements.

C'est pourquoi,, nous avons dû fournir quantités d'explications à « Oscar » le squelette, (on va l'appeler ainsi, puisqu'il est plus communément connu sous ce nom). Le mettre sur la voie, pour lui démontrer qu'il doit dans tous ses mouvements à grandes ampleurs, allonger au maximum l'extrémité de tous ses axes, par exemple le coccyx, et à l'opposé le sommet de la tête.

Là, il nous répond que cela n'est pas de son ressort, allons bon ressort, ressort justement, à propos de ressort, tu ferais bien oscar de mettre un peu d'huile dans tes ressorts.

Ouh là ! ! ! Il se vexe un peu, il se crispe, l'humour n'est pas son fort à ce ressort:

"MP : Bon allez, Oscar détends toi, tu vois c'est justement ce qui te fait défaut le lâcher prise, allez laisse toi faire nous les muscles profonds on va t'aider à te délier.

O : D'accord, je veux bien vous écouter, sachez quand même que s'il y a des tensions qui se créent dans toute cette mécanique d'os, ce n'est pas de mon fait, je suis quand même à votre merci, et obligé de suivre chacune de vos cabrioles pas toujours bien assurées d'ailleurs.

Allez ! Admettons, je veux bien écouter vos conseils et apprendre à connaître ce qui va être bon pour moi, mais un os, c'est un os, je ne suis pas en caoutchouc, alors que dois-je faire?

MP : Et bien c'est très simple, tu n'as qu'à nous suivre dans chaque posture, par exemple : en rapprochant chaque fois que tu le peux tes os des côtes, avec tes os du bassin.

O : Pourquoi je le ferai, ça tend vers la fracture. Non mais alors, voilà qu'ils prennent mes os pour des élastiques.

MP : La fracture diplomatique c'est ça ! Tu ne veux plus nous parler, tu ne veux plus communiquer, tu sais, tu as un sacré caractère, très terre à terre, tant que tu ne finis pas sous terre.

Ecoute nous, tu nous aides à renforcer ce qui peut l'être encore, c'est une question de souplesse ou de rudesse, à toi de voir. D'ailleurs je vais en parler aussi aux poumons notre usine à ventilation, qui ne fait pas que du vent.

Allez Oscar on se relâche, là tout doux, les poumons sont d'accords pour nous aider à faire ondoyer tout notre être vers plus de fluidité. Réfléchis, eux, avec leur inspiration puis leur expiration, ils sont très mignons, pas grognons, oui, ils nous accompagnent dans nos manoeuvres acrobatiques, soulever, baisser, il ne manque que (le roulé, boulé, pardon) ce n'est pas le tout de gambader sur le tapis il faut brûler aussi un peu d'air allez, allez !!!

O : De l'air, oui de l'air, j'étouffe toutes ces réflexions m'empêchent de respirer profondément, d'accord je fais le vide.

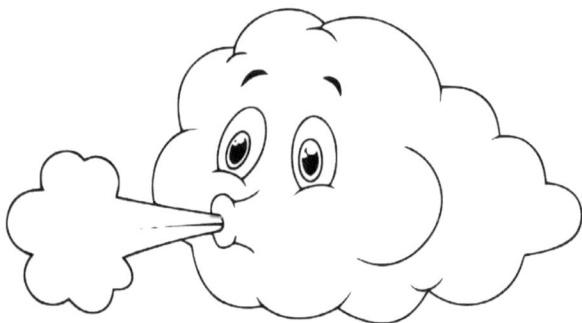

pfffoouufffff !

Ben, moi Oscar, j'en ai marre de devoir me plier à toutes vos singeries, je ne me plains de rien que je sache, et d'abord je ne vous ai rien demandé.

MP : Tout doux l'ami, pense à tes cartilages! nous on peut t'aider si tu veux bien, à soulager un peu tout ça , mais Sir, laisse nous travailler un peu plus près de toi, et ensemble on peut faire des choses intéressantes.

O : Ah, ouais, et quoi, à part tracasser mes douleurs.

MP : Eh bien tu vois, tu l'avoues, parfois, ça te fait un peu mal.

MP : Là, vraiment, tu peux nous suivre en toute confiance nous allons te soulever, t'allonger, te développer, te projeter dans l'espace, alors qu'est-ce que tu en dis?

O : Je ne suis pas un cosmonaute, l'espace, et puis quoi encore.

MP : Nous aussi, nous souffrons, parfois nos fibres s'enflamment, ça brûle, heureusement nos amis les poumons soufflent un filet d'air pour apaiser cette sensation et calmer le feu (souffle expiratoire).

O : Oui, vous êtes hilarants, mais je ne possède pas votre élasticité, je peux me briser à tout instant.

MP : Viens avec nous, nous allons surfer sur la tension musculaire sans rien briser, tout en douceur, après chaque vague tu te sentiras mieux. (Comme nous pouvons le voir) Oscar pas très mobile dans sa vie, et dans sa réflexion, nous donne du fil à retordre pour parvenir au nirvana de la souplesse. Il fait beaucoup de progrès et n'a perdu aucun de ses Os. Rond le ballon sur lequel je dépose mes émotions pour relâcher mes tensions.

Contacts

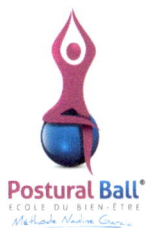

Postural Ball®
ECOLE DU BIEN-ÊTRE
Méthode Nadine G...

Références, liens vers le site et les réseaux sociaux :

- Site internet officiel : https://posturalball.fr/

- Page facebook :
https://www.facebook.com/nadinegarcia.posturalball/
https://www.facebook.com/garcia.posturalball/

- Instagram : https://www.instagram.com/postural_ball/

- Twitter : https://twitter.com/PosturalBall?lang=fr

- Chaîne Youtube :
https://www.youtube.com/channel/UCCzYRLGWbuETw9_vIOG
BBzQ

- Crédit photos : Geneviève Lafitan, Ulrich Landry, Nadine Garcia

- Enquête sur le Postural Ball® réalisé par Stéphanie GOARIN
https://posturalball.fr/wp-content/uploads/2018/03/Enqu%C3%A
Ate-sur-le-Postural-Ball%C2%AE-Mars-2018.pdf

Partenaires officiels :

- Musique : "Nicolas Fournier" moveonmix@gmail.com http://www.moveonmix.com/welcome

- Matériel : "Jude Trainer" contact.coach@mail.com https://www.facebook.com/Ballon-Postural-BALL-52291895121 1758/

- Devenir   instructeur   :
https://posturalball.fr/formations-instructeurs/

- Renseignements et Inscriptions : demande à envoyer à Nadine GARCIA / garcianadine6101@neuf.fr   Tél: +33 6.72.36.78.22

- Pour pratiquer chez soi, rien de plus simple, des vidéos de cours Postural Ball® sont en vente en téléchargement sur la boutique en ligne : https://posturalball.fr/boutique-part/ .

- Nous vous conseillons toutefois de prendre des cours avec un instructeur Postural Ball® licencié afin d'avoir la bonne correction du placement des postures.

- Trouver un instructeur près de chez moi : https://posturalball.fr/cours-postural-ball/

Numéro ISBN : 978-2-9565073-0-7 9782956507307
Achevé en juillet 2018

www.ingramcontent.com/pod-product-compliance
Lightning Source LLC
Chambersburg PA
CBHW040130270326
41928CB00001B/10